Diabète
De Type 2

Régime et alimentation

Pour diabète de type 2

+111 recettes

Pour diabétiques

Simon BOYER

©2022 S. BOYER

Simon BOYER

Table des matières

Introduction

Le diabète de type 2 est une altération de la façon dont le corps régule et utilise le sucre (glucose) comme carburant. Cette affection à long terme (chronique) entraîne une trop grande quantité de sucre circulant dans le sang. À terme, une glycémie élevée peut entraîner des troubles des systèmes circulatoire, nerveux et immunitaire.

Dans le diabète de type 2, il existe principalement deux problèmes interdépendants au travail. Votre pancréas ne produit pas assez d'insuline - une hormone qui régule le mouvement du sucre dans vos cellules - et les cellules réagissent mal à l'insuline et absorbent moins de sucre.

Le diabète de type 2 était autrefois connu sous le nom de diabète de l'adulte, mais les diabètes de type 1 et de type 2 peuvent commencer pendant l'enfance et l'âge adulte. Le type 2 est plus fréquent chez les personnes âgées, mais l'augmentation du nombre d'enfants obèses a entraîné davantage de cas de diabète de type 2 chez les personnes plus jeunes.

Il n'y a pas de remède contre le diabète de type 2, mais perdre du poids, bien manger et faire de l'exercice peuvent vous aider à gérer la maladie. Si le régime alimentaire et l'exercice ne suffisent pas à gérer votre glycémie, vous pourriez également avoir besoin de médicaments contre le diabète ou d'une insulinothérapie.

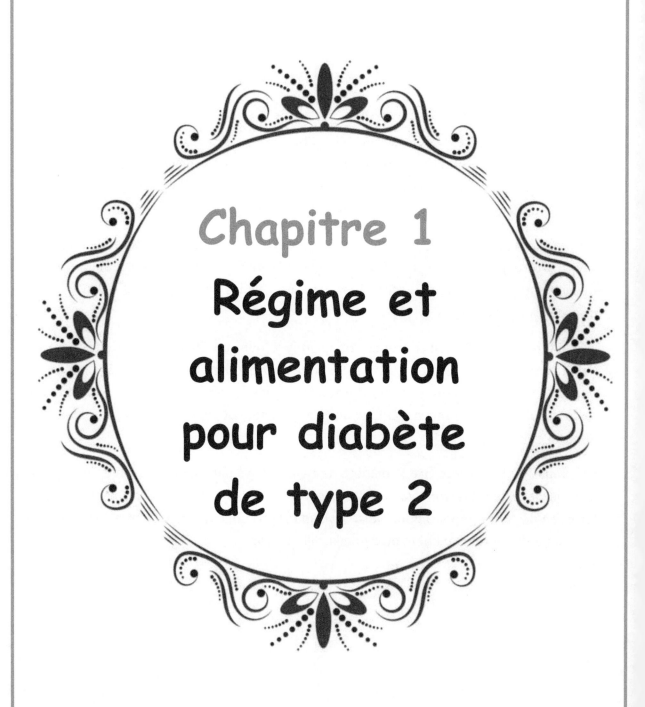

Chapitre 1

Régime et alimentation pour diabète de type 2

Le diabète de type 2 se caractérise par une hyperglycémie chronique, c'est-à-dire un taux trop élevé de sucre dans le sang. Cette maladie survient généralement après l'âge de 40 ans et touche principalement les personnes obèses ou en surpoids. Les aliments pour diabétiques de type 2 aident à répondre aux besoins nutritionnels, à contrôler la glycémie, à atteindre un poids santé et à prévenir les risques de maladies associées.

Les points essentiels du régime diabétique de type 2 :

- Choisissez des aliments à index glycémique bas
- Consommer des fibres
- Favorisez les graisses de bonne qualité.
- Éviter le sucre ajouté
- Adapter l'alimentation à l'activité physique

Bienfaits du régime chez le diabétique de type 2

Le régime spécial pour les diabétiques de type 2 vise à :

- Répondre aux besoins nutritionnels
- Contrôler la glycémie
- Prévenir l'hypoglycémie
- Atteindre un poids santé
- Prévenir les maladies cardiovasculaires

Le diabète et l'alimentation sont étroitement liés. Ce guide vous donne des recommandations diététiques pour les diabétiques. En revanche, il ne peut se substituer à la consultation d'un diététicien-nutritionniste diplômé. Divers facteurs tels que l'âge, le sexe, le poids, le traitement, etc. peuvent influencer ces recommandations diététiques.

Chez les adultes diabétiques, les glucides devraient représenter 50 à 55 % de l'apport énergétique total, les protéines 10 à 15 % et les lipides 30 à 40 %. Ces différences permettent d'individualiser le traitement nutritionnel au cas par cas.

Le régime diabétique aide à contrôler la glycémie

Le contrôle de la glycémie est une priorité pour les personnes atteintes de diabète. En effet, en plus d'aggraver le diabète à long terme, une élévation de la glycémie peut être très dangereuse à ce moment-là. Le régime du diabétique de type 2 vise à répartir les glucides et les différents groupes d'aliments de manière assez homogène tout au long de la journée. En effet, pour contrôler la glycémie et le poids, les apports glucidiques doivent être bien répartis tout au long de la journée et l'espacement entre les repas doit être suffisant. Il n'est pas souhaitable, par exemple, de prendre 4 portions de fruits au petit-déjeuner et de ne plus rien manger du reste de la journée.

Le régime diabétique de type 2 prévient l'hypoglycémie

L'hypoglycémie touche principalement les diabétiques qui prennent de l'insuline. Il s'agit d'une chute brutale de la glycémie qui peut être causée par divers événements tels que :

- Prendre trop d'insuline ou de médicaments
- Repas tardif ou collation
- nourriture trop légère
- Activité physique non planifiée

Atteignez un poids santé avec une alimentation complète

Atteindre et maintenir un poids santé peut jouer un rôle dans le contrôle et la stabilisation de la glycémie. Une perte de 5 à 10 % du poids initial améliore déjà la sensibilité à l'insuline, le contrôle de la glycémie et le contrôle des lipides sanguins. Un poids santé aide également à prévenir les maladies associées au diabète de type 2. En mangeant mieux, en réduisant les portions et en bougeant davantage, vous atteindrez cet objectif naturellement.

Le régime spécial pour le diabète de type 2 pour prévenir les maladies cardiovasculaires

Les maladies cardiovasculaires sont l'une des complications les plus courantes du diabète de type 2. En fait, le risque de maladie cardiovasculaire est 2 à 3 fois plus élevé chez les personnes atteintes de diabète. Il est donc essentiel que le régime alimentaire du diabétique prenne en compte ce risque et propose les mesures diététiques adaptées. Dans le cadre du régime alimentaire du diabétique, il faut veiller à réduire les apports en lipides et privilégier les bonnes graisses. C'est une alimentation pauvre en acides gras saturés et trans.

Les personnes atteintes de diabète qui souhaitent estimer avec précision leurs besoins énergétiques totaux pour évaluer la quantité de glucides, de protéines et de graisses à consommer peuvent le faire avec l'aide d'un diététiste qualifié.

Régime alimentaire spécial pour le diabète de type 2 : recommandations

Les personnes diabétiques ou en surpoids doivent adopter une alimentation équilibrée et contrôlée en calories. L'objectif est de retrouver un poids santé, d'éviter les hypoglycémies et les risques de maladies cardiovasculaires. C'est ce que propose le régime alimentaire des diabétiques de type 2.

Quels sont les aliments antidiabétiques ?

Le régime diabétique comprend des aliments qui sont bénéfiques contre le diabète. Ces aliments donnent au corps juste ce dont il a besoin tout en stabilisant la glycémie. Ainsi, en suivant ces recommandations, le diabète de type 2 peut être bien mieux vécu au quotidien.

- **Glucides à faible indice glycémique**

Il est désormais reconnu que la prise en compte de l'index glycémique (IG) des aliments peut apporter des bénéfices dans le cadre de l'alimentation diabétique. Une alimentation à IG bas permet, entre autres, d'avoir un taux de sucre dans le sang plus bas, un meilleur contrôle métabolique et de meilleurs taux de lipides sanguins. C'est en tout cas la conclusion de deux méta-analyses. Il est recommandé de privilégier les aliments à index glycémique bas ou moyen. Les aliments à index glycémique élevé sont à éviter.

Voici un tableau pour vous y aider :

Catégories d'aliments	IG bas (inférieur ou égal à 55)	IG moyen (de 56 à 69)	IG élevé (supérieur ou égal à 70)
Pains	Pain à grains entiers	Pain de blé complet Pain de seigle Pain pita	Pain blanc Pain à bagel et à burger
Céréales	All Bran Son d'avoine Céréales avec psyllium	Gruau	Flocons de son Flocon de maïs Riz soufflé
Produits céréaliers	Orge Boulgour Pâtes al dente Riz étuvé	Riz basmati Riz brun Couscous	Riz à grain court
Autres	Patate douce Pois chiches Haricots rouges Fèves	Pommes de terre à l'eau Maïs soufflé Pois	Pommes de terre au four Biscuits apéritifs

- ## Oméga-3 d'origine marine

Les oméga-3 peuvent réduire le risque de maladie cardiovasculaire chez les diabétiques en abaissant la concentration de triglycérides dans le sang. Il semble également que le poisson, de manière générale, réduirait le risque de diabète ou d'intolérance au glucose. Cependant, il est recommandé de privilégier la consommation régulière de poisson aux substituts à base d'huiles de poisson. L'American Heart Association recommande aux patients atteints de maladies cardiovasculaires de consommer 1 g d'oméga 3 (EPA et DHA) par jour. Cela correspond à 3 portions de 150 g de poissons gras par semaine.

Les poissons gras les plus riches en oméga-3 sont :

- Maquereau
- Saumon atlantique
- Truite
- Hareng
- Flétan
- Sardines en conserve
- Crevette
- La morue
- Pétoncles

- ## Fibres alimentaires solubles

Les fibres alimentaires peuvent réduire le risque de développer un diabète de type 2. Une fois prouvées, elles contribuent toujours à réduire les taux de lipides sanguins. Les fibres solubles, en particulier, ralentissent la vidange gastrique et retardent l'absorption du glucose, améliorant ainsi la glycémie après les repas. Les diabétiques de type 2 sont sujets à l'hypercholestérolémie (cholestérol élevé). la fibre peut réduire ce taux. Il est donc possible qu'un apport de 50 g par jour ait un effet sur les taux sanguins de lipides et d'insuline. Il est recommandé de consommer entre 25 et 50g de fibres dans le cadre du régime diabétique.

Le tableau suivant répertorie les principales sources de fibres solubles, ainsi que le nombre de portions à consommer. Ces sources de fibres doivent être consommées en même temps que les glucides pendant le repas.

Catégorie d'aliments	Exemples d'aliments	Portions à consommer par jour
Pains et féculents	Son d'avoine Céréales d'avoine Pain de son d'avoine Orge cuit Quinoa Pain de seigle	1 à 2
Légumes	Navets Asperges Brocolis Choux de Bruxelles Haricots verts Oignon Patates douces Artichaut	1
Fruits	Abricots secs Mangue Orange Pamplemousse Pêche poire Pomme	1
Suppléments en fibres	Psyllium (1 cuillère à soupe dans un verre d'eau)	1

Quelques conseils pour intégrer le psyllium ou le son d'avoine dans l'alimentation du diabétique :

- Consommez-le au moment des repas dans un grand verre d'eau.
- Mangez des céréales enrichies en psyllium
- Ajouter du psyllium ou du son d'avoine aux recettes de pâtisserie
- Mélangez-le avec du yaourt et des céréales pour un dessert gourmand.
- Dans les recettes classiques (chapelure, sauces, etc.), ajouter un peu de son d'avoine

- **Antioxydants**

Le diabète contribue à l'activité des oxydants, les radicaux libres. Il faudra donc consommer suffisamment d'aliments riches en antioxydants pour compenser ce phénomène. Les antioxydants se trouvent principalement dans les fruits et légumes. Ils inhibent les dommages causés par la glycation (réaction entre le glucose et les protéines), responsable du vieillissement accéléré des tissus. Il est important de noter que la glycation peut entraîner des complications telles que l'artériosclérose, l'insuffisance rénale, la rétinopathie diabétique, etc.

Dans le tableau ci-dessous, retrouvez les 20 aliments les plus riches en antioxydants

Fruits	Légumes
Bleuet	Artichaut
Canneberge	Poivron
Mûre	Chou rouge
Framboise	Asperge
Fraise	Oignon
Pomme	Patate douce
Cerise	Radis
Prune	Epinard
Avocat	Aubergine
Poire	Brocoli

- **Intégrer une collation de soirée**

Il est important de vérifier votre glycémie au coucher et de prendre une collation au besoin. Cela permet d'éviter les hypoglycémies nocturnes suivies d'hyperglycémies matinales.

Glycémie (mmol/l)	Exemples de collation
- **En dessous de 7**	- Lait et céréales peu sucrées - Yaourt et fruit - Fromage et fruit - Fruit et poignée d'oléagineux
- **Entre 7 et 10**	- 1 verre de lait - Yaourt - Fromage - Poignée d'oléagineux
- **Au-dessus de 10**	- Aucune

Autres aliments conseillés :

- Fruits et légumes
- Légumineuses
- Protéines maigres

Diabète : quels sont les aliments interdits ?

Dans le cadre du régime alimentaire du diabétique, certains aliments doivent être évités. En plus d'augmenter le risque d'hypoglycémie, ils endommagent l'organisme à long terme. En effet, les aliments suivants favorisent la prise de poids, l'augmentation des taux de lipides sanguins, et donc le risque de maladies cardiovasculaires à long terme.

- **Sucres ajoutés**

Le contrôle de l'apport en glucides est très important dans un régime alimentaire pour diabétiques. Les glucides sont naturellement présents dans les aliments (fruits, laitages, féculents...) mais peuvent également être ajoutés. Dans les produits industriels, on trouve généralement des sucres ajoutés sous forme de saccharose, glucose, fructose, dextrose, sirops, etc. Tous ces sucres ajoutés sont à consommer avec modération. En effet, ils sont peu nutritifs et provoquent de grandes variations du taux de sucre dans le sang. Il est suggéré de ne pas consommer plus de 10 % des calories totales sous forme de sucres ajoutés si la glycémie est stable. Si ce n'est pas le cas, il faut veiller à ne pas consommer plus de 5 % des calories totales sous forme de sucres ajoutés.

Aliments riches en sucres ajoutés :

- Céréales du petit-déjeuner
- Yaourts sucrés
- vinaigrettes et sauces
- Assaisonnement
- Barres de céréales
- Biscuits et gâteaux
- Confitures, gelées et pâtes à tartiner

- **Les acides gras saturés**

Il est préférable de choisir des viandes maigres et des fromages et de limiter le beurre et la crème. Il est tout aussi important de bien lire les étiquettes afin de ne pas se tromper en choisissant un produit riche en gras saturés et en gras trans. Les aliments riches en oméga-6 doivent être consommés avec modération. En effet, s'ils sont consommés en excès, ils peuvent s'oxyder et provoquer une augmentation de la glycémie à jeun.

Sources de matières grasses à éviter :

- Huiles végétales hydrogénées
- Beurre
- Crème
- Fromage
- Viandes grasses et saucisses
- Huiles de pépins de raisin, de sésame, de tournesol et de maïs

• Aliments industriels

Comme nous l'avons vu précédemment, les aliments industriels contiennent généralement une forte proportion de sucres ajoutés et de graisses saturées. En plus de favoriser la prise de poids, ils ont un effet négatif sur la glycémie et les taux de lipides. Dans le cadre du régime alimentaire du diabétique, il est fortement recommandé de cuisiner au maximum ses propres repas et d'éviter les plats cuisinés et les aliments industriels.

• Fructose

Le fructose produit une réponse insulinique plus faible que le saccharose ou l'amidon. En revanche, pris en grande quantité, il est associé à une augmentation du taux de triglycérides dans le sang. Par conséquent, il est recommandé d'éviter une consommation excessive de fructose au quotidien. Cet apport sera limité à un maximum de 60 g par jour. Le fructose se trouve dans les aliments (fruits, miel...), dans les boissons (notamment les jus de fruits) mais aussi dans les produits transformés sous forme de glucose et de sirop de fructose. Comme toujours, il est important de lire attentivement les étiquettes.

- **Alcool**

Dans le cadre du régime alimentaire du diabétique de type 2, il faut veiller à consommer de l'alcool avec modération. Un verre d'alcool n'est toléré que si la glycémie est bien équilibrée ; sinon, le risque d'hypoglycémie est important. Notamment en cas de traitement par insuline ou médicaments qui stimulent la sécrétion d'insuline. L'alcool doit être pris avec de la nourriture.

On tolère 1 portion d'alcool par jour chez la femme et 2 portions par jour chez l'homme.

Une portion d'alcool est :

- 350 ml de bière
- 12cl de vin
- 4,5 cl d'alcool fort et de liqueurs

- **Autres aliments déconseillés :**

- Frites et chapelure
- Sel
- Boissons sucrées

Diabète et alimentation : nos conseils pratiques au quotidien

Voici quelques habitudes de vie à adopter pour concilier diabète et alimentation saine :

- Ajouter du son d'avoine aux céréales, yaourts et plats
- Habituez-vous à saupoudrer vos plats et desserts de graines de lin moulues, riches en Oméga 3
- Choisissez des féculents entiers
- Remplacez autant que possible la viande par des légumineuses qui contiennent des glucides naturels, des fibres et des protéines.
- Ayez toujours sous la main des conserves de poisson gras (maquereaux, sardines, etc.)
- Congelez les fruits pour une disponibilité toute l'année en toute saison.
- Remplacer la purée de fruits par du sucre dans les desserts
- Utilisez des huiles végétales au lieu du beurre pour cuisiner

Exemple de menu sans sucre pour diabétique

Menu type d'un jour – Femme diabétique - 1 700 kcal

Matin	Petit-déjeuner Amsterdam (orange, pain de blé entier, beurre d'arachide et lait)
Collation	Yaourt et granola
Midi	Potage aux carottes parfumé au cari (fait à l'avance), Salade de lentilles et tomates à la menthe et Une tranche de pain (blé entier)
Collation	Amandes
Soir	Filets de sole à la florentine et Orge pilaf, Fromage, Une tranche de pain (blé entier) et Salade de petits fruits

Menu type d'un jour – Homme diabétique – 2 100 kcal

Matin	Petit-déjeuner Boston (porridge, pain de blé entier, fromage, banane et lait)
Collation	Pomme et amandes
Midi	Thon mi- cuit en salade, Deux tranches de pain (blé entier), Petit soufflé aux poires et Un verre de lait écrémé 0 %
Collation	Tartinade de beurre d'arachide
Soir	Salade crémeuse de chou, Une tranche de pain (blé entier), Brochettes de poulet « shish taouk », Boulgour étuvé et Salade tricolore de fruits

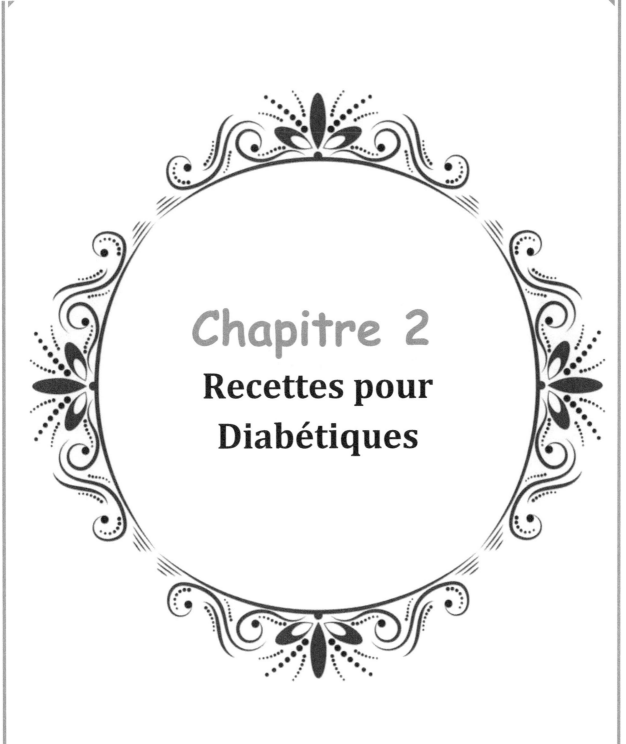

Chapitre 2

Recettes pour Diabétiques

ENTRÉE

TARTE AUX POIREAUX

Calories : 153 / **Protéines** : 10.00 g / **Glucides** : 12.50 / **Lipides** : 07.00 g

INGRÉDIENTS

- 4 feuilles de brick
- 4 poireaux
- 1 oignon
- 1 grosse cuillère à soupe d'huile d'olive
- 150 g de lardon de poulet fumé
- 2 oeufs
- 20cl de crème liquide fraîche à 15% de matière grasse
- sel, poivre, muscade râpée

PRÉPARATION

1. Préchauffer le four Th.6 180°C.
2. Lavez soigneusement les poireaux à grande eau, retirez une partie de la verdure et coupez-les en tranches avec les oignons.
3. Faites chauffer l'huile (attention, elle ne doit pas "fumer") dans une grande poêle ou sauteuse et faites dorer les légumes.
4. Remuer, puis baisser le feu et cuire pendant 10 minutes, couvert, jusqu'à ce qu'ils soient tendres. Ajouter de l'eau si nécessaire.
5. Dans un moule à tarte tapissé de papier sulfurisé, déposer les feuilles de pâte les unes sur les autres.
6. Dans un bol, battre les oeufs, ajouter la crème liquide puis les lardons. Poivrez mais ne mettez pas trop de sel car le bacon l'est déjà.
7. Ajoutez de la noix de muscade selon votre goût.
8. Disposez les poireaux sur les plaques de brick, recouvrez du mélange de crème et enfournez et enfournez à température moyenne pendant 30 minutes en observant.

CHIPS DE BETTERAVES ET SAUCE AUX HERBES

Calories : 80 / **Protéines :** 03.00 g / **Glucides :** 07.00 / **Lipides :** 04.50 g

INGRÉDIENTS

- 500 g de betteraves rouges cuites
- 4 carrés frais (100 g) à 0%
- 2 cuillères à soupe de lait demi-écrémé
- Une dizaine de brins de ciboulette
- Poivre

PRÉPARATION

1. Préchauffer le four à 180°C.
2. Coupez de fines tranches de betteraves avec une mandoline, puis essuyez-les avec une serviette en papier.
3. Déposer chaque chips sur une plaque à pâtisserie tapissée de papier sulfurisé. Cuire 15 à 20 minutes en retournant si nécessaire à mi-cuisson.
4. Pendant ce temps, ciselez la ciboulette et mélangez dans un bol avec les cubes frais, le lait et le poivre.
5. Battez vigoureusement à la fourchette et réservez au réfrigérateur.
6. Sortir les frites du four et laisser refroidir avant de déguster avec la sauce aux herbes.

SALADE DE ROQUETTE AUX TOMATES CERISE

Calories : 81 / **Protéines :** 04.00 g / **Glucides :** 03.50 / **Lipides :** 07.00 g

INGRÉDIENTS

- 1 paquet de salade de roquette lavée
- 1 pot de 250 g de tomates cerises
- 4 cuillères à soupe d'huile d'olive
- 4 cuillères à soupe de vinaigre balsamique
- 2 gousses d'ail
- 1 oignon
- Sel poivre
- ciboulette hachée

PRÉPARATION

1. Couper les tomates en deux.
2. Dans un saladier mettre les tomates coupées, puis la roquette.
3. Ajouter l'ail haché, l'oignon haché et la ciboulette hachée.
4. Assaisonner avec de l'huile d'olive, du vinaigre balsamique.
5. Saler, poivrer, puis mélanger.
6. Équivalence (pour m'aider à l'inclure dans ma ration) : ½ morceau de sucre n°3, 100 g de yaourt, 1 gruyère nature, 80 g de fromage blanc nature.

SALADE HIVERNALE

Calories : 91 / **Protéines :** 00.50 g / **Glucides :** 11.00 / **Lipides :** 05.00 g

INGRÉDIENTS

- 150 g de mâche
- 300g de carottes
- 3 clémentines au goût
- 3 cuillères à soupe d'huile d'olive
- 1 cuillère à soupe de vinaigre de vin blanc
- 2 gousses d'ail
- Moutarde
- Persil frais
- Sel et poivre

PRÉPARATION

1. Pelez et râpez les carottes.
2. Pelez et séparez les quartiers des clémentines.
3. Laver et sécher la mâche et le persil.
4. Faire une vinaigrette dans un grand saladier avec l'huile, le vinaigre, la moutarde, l'ail haché, le sel et le poivre.
5. Ajouter le persil haché, la mâche, la carotte râpée et les clémentines.
6. Mélangez et servez immédiatement.

SALADE ESTIVALE

Calories : 197 / **Protéines :** 09.00 g / **Glucides :** 10.00 / **Lipides :** 06.00 g

INGRÉDIENTS

- 4 grosses carottes (environ 350 g)
- 100 g de salade mesclun
- 250 g de tomates cerises
- 200g d'escalope de poulet
- 1 petite boîte de maïs (140 g égoutté)
- 2 gousses d'ail
- Persil haché
- Vinaigre d'huile
- sel, poivre du moulin

PRÉPARATION

1. Lavez, épluchez et râpez les carottes.
2. Lavez la laitue, égouttez-la et mettez-la dans un saladier.
3. Ajouter les carottes râpées.
4. Lavez et coupez les tomates cerises en quartiers. Ajoutez-le au mélange.
5. Cuire l'escalope de poulet dans une poêle antiadhésive pendant 10 minutes en la retournant à mi-cuisson.
6. Laisser refroidir un peu avant de couper en dés et d'ajouter au mélange.
7. Verser le maïs en conserve et l'ail haché dessus.
8. Verser le mélange dans un saladier avec un couvercle hermétique et réfrigérer.
9. Dans un bol préparer une sauce avec 3 cuillères à soupe d'huile pour 1 cuillère à soupe de vinaigre et du persil haché. Salez, poivrez et mélangez.
10. Conservez la sauce dans un récipient séparé. Versez-le dans le saladier au moment de servir.

MAKIS DE CHÈVRE - SERRANO

Calories : 130 / **Protéines :** 10.00 g / **Glucides :** 00.00 / **Lipides :** 10.00 g

INGRÉDIENTS

- Fromage de chèvre : 1 rouleau
- Jambon cru : 6 tranches fines, type Serrano
- ciboulette : 1 botte
- Branches de thym : 2 ou sarriette
- Huile de sésame ou miel liquide : une touche
- Poivre moulu

PRÉPARATION

1. Laver les oignons et les hacher finement.
2. Étalez 6 tranches de jambon sur une grande feuille de film alimentaire en les superposant de manière à ce que la largeur soit égale à la longueur du roulé au chèvre.
3. Garnir de ciboulette puis placer le rouleau de fromage de chèvre sur une extrémité.
4. Roulez le tout en boudin et enveloppez-le dans du film alimentaire.
5. Laisser reposer 30 minutes.
6. Déballez le rouleau avant de le découper comme un maki.
7. Arroser d'huile de sésame (ou de miel coulant), puis poivrer et garnir de feuilles de thym.

TERRINE DE SAUMON FUMÉ À LA CIBOULETTE

Calories : / **Protéines :** g / **Glucides :** / **Lipides :** g

INGRÉDIENTS

- 4 rouleaux suisses nature
- ½ citron pressé
- 1 bouquet de ciboulette fraîche
- 5 feuilles de gélatine
- 160g de saumon fumé
- sel, poivre du moulin

PRÉPARATION

1. Faire tremper les feuilles de gélatine dans de l'eau froide.
2. Lavez et nettoyez les tiges de ciboulette avec un essuie-tout, gardez-en quelques-unes pour décorer le plat.
3. Recouvrez les moules individuels de film alimentaire.
4. Mixez les petits suisses, la ciboulette et le jus d'un demi-citron dans un blender. Sel et poivre au goût.
5. Pressez les feuilles de gélatine et faites-les fondre dans 2 cuillères à soupe d'eau chaude à l'aide d'un fouet, puis ajoutez-les à la préparation des petits suisses.
6. Remplir les moules en alternant une couche de petit-suisse avec une couche de saumon fumé coupé en morceaux.
7. Mettez les moules recouverts d'un film plastique au réfrigérateur pendant au moins 2 heures.
8. Démouler et servir avec un mesclun de jeunes pousses de laitue.

MÉLI-MÉLO DE CRUDITÉS PRINTANIÈRES, VINAIGRETTE À LA CORIANDRE

Calories : / **Protéines :** g / **Glucides** : / **Lipides** : g

INGRÉDIENTS

- 20 g de pousses d'épinards
- 20g de laitue romaine
- 40 g de radis roses
- 800 g de gousses de fèves fraîches (environ 200 g de fèves fraîches cuites)

PRÉPARATION

1. Lavez la coriandre et séchez-la sur du papier absorbant avant de la mélanger.
2. Faire une vinaigrette avec la moutarde, le vinaigre, l'huile, le sel et le poivre, puis ajouter la coriandre mixée.
3. Pelez les gousses de fèves et plongez-les dans l'eau bouillante pendant 30 secondes. Égouttez et rincez à l'eau douce, puis retirez la seconde peau.
4. Cuire les haricots 10 minutes dans une casserole d'eau bouillante salée, égoutter et réserver.
5. Laver et essorer les bébés épinards et la laitue.
6. Couper les feuilles de laitue en fines lanières.
7. Lavez, épluchez et coupez les radis en fines tranches.
8. Dresser les assiettes avec tous les légumes : salades, haricots et radis.
9. Assaisonnez avec la vinaigrette et servez.

TERRINE DE LÉGUMES TROIS COULEURS

Calories : / **Protéines :** g / **Glucides :** / **Lipides :** g

INGRÉDIENTS

- 100 g de coulis de tomates nature
- 100 g de rouleaux d'épinards surgelés
- 100g de carottes
- 100 g de blancs de poireaux
- 4 oeufs frais
- Sel poivre

PRÉPARATION

1. Faites cuire les carottes et les poireaux lavés et hachés dans une casserole d'eau bouillante, après les avoir bien égouttés.
2. Tapisser le moule à cake de papier sulfurisé.
3. Décongeler les épinards (au micro-ondes ou dans une casserole). Allumer le four à basse température : 150°C.
4. Mélangez 2 œufs avec les carottes et les poireaux, salez et poivrez et versez dans le fond du moule. Mélangez un œuf avec les épinards, salez et poivrez, puis versez le mélange carottes-poireaux. Mettre au four environ 10 minutes.
5. Mélangez un œuf avec le coulis de tomates, salez et poivrez et versez sur les couches précédentes. Laisser refroidir le moule au réfrigérateur.
6. Démouler à froid sur une assiette et servir en tranches simples avec une mayonnaise "diététique".

SALADE DE MÂCHE AUX NOIX ET PIGNONS, VINAIGRETTE À L'HUILE DE NOIX

Calories : / **Protéines :** g / **Glucides :** / **Lipides :** g

INGRÉDIENTS

- 80 g de mâche
- 40 g de pignons de pin
- 40g de noix
- 1 cuillère à soupe d'huile de colza
- 1 cuillère à soupe d'huile de noix
- 1 cuillère à soupe de vinaigre balsamique blanc
- 1 cuillère à café de levure de bière

PRÉPARATION

1. Lavez, épluchez et essorez les bouquets de mâche.
2. Faire griller les pignons de pin dans une poêle à feu vif en remuant constamment.
3. Préparez la vinaigrette avec la moutarde, le vinaigre, les huiles, le sel et le poivre.
4. Accompagner les plats des bouquets de mâche, des pignons de pin grillés et des noix.
5. Assaisonner avec la vinaigrette et saupoudrer de levure de bière.

VELOUTÉ DE TOPINAMBOUR ET TUILE DE PARMESAN

Calories : 131 / **Protéines :** 06.00 g / **Glucides :** 11.70 / **Lipides :** 06.70 g

INGRÉDIENTS

- 500 g de topinambour
- 1 oignon jaune
- 1,2 litre d'eau + 1 pastille de bouillon de poulet dégraissé
- 100 ml de crème épaisse à 15% de matière grasse
- sel fin, poivre du moulin, muscade râpée
- 1 blanc d'œuf
- 10g de beurre non salé
- 50 g de parmesan râpé

PRÉPARATION

1. Faites chauffer le bouillon de poulet et pendant ce temps, épluchez et lavez soigneusement les morceaux de topinambour, coupez-les et hachez l'oignon.
2. Plonger les légumes dans le bouillon. Cuire à feu moyen, couvert, pendant 2 heures (le topinambour doit être "moelleux"). Préchauffer le four TH7 (210°C).
3. Dans un bol, mélanger le parmesan avec le beurre fondu et le poivre. Battez les blancs d'œufs en neige ferme avec une pincée de sel puis ajoutez-les délicatement à la préparation précédente.
4. Sur une plaque recouverte de papier sulfurisé, former 6 buttes en les étalant pour obtenir un rond fin (environ 1 mm d'épaisseur).
5. Cuire à four chaud pendant 7 minutes en surveillant la cuisson.
6. Sortez les carreaux lorsqu'ils commencent à se colorer, placez-les sans les superposer sur un rouleau pour leur donner une forme incurvée et laissez-les ainsi refroidir.
7. Retirer les topinambours du feu et mixer la préparation en ajoutant le bouillon de cuisson petit à petit, selon la consistance désirée et assaisonner à votre convenance.
8. Au moment de servir, réchauffez le velouté si besoin, puis servez dans des petits bols, ajoutez une cuillère à café de crème épaisse dans chacun et saupoudrez d'une touche de noix de muscade râpée. Servir avec la tuile de parmesan.

FOIE GRAS AUX POMMES FRUITS CARAMÉLISÉES

Calories : 397 / **Protéines :** 07.00 g / **Glucides :** 27.00 / **Lipides :** 29.00 g

INGRÉDIENTS	PRÉPARATION

INGRÉDIENTS

- 1 bloc de 200 g de foie gras
- 4 pommes
- 1 cuillère à café de cannelle moulue
- 2 cuillères à soupe de xérès
- 1 sachet de sucre vanillé
- 6 tranches de pain
- 400 g de mâche
- 3 cuillères à soupe d'huile de noix
- 50 g d'amandes effilées

PRÉPARATION

1. Pocher les pommes en quartiers avec la poudre de cannelle et le vinaigre de Xérès dans un peu d'eau.
2. En fin de cuisson, ajouter 1 sachet de sucre vanillé.
3. Faites griller légèrement les tranches de pain dans une poêle (ou dans un grille-pain).
4. Couper le foie gras en tranches et le déposer sur le pain.
5. Répartir la mâche dans les assiettes et déposer dessus le pain et le foie gras, puis les morceaux de pomme caramélisée.
6. Ajouter une cuillère à café d'huile de noix.
7. Saupoudrez quelques amandes effilées sur le dessus et servez immédiatement.

SALADE DE LA MER

Calories : 169 / **Protéines :** 10.00 g / **Glucides :** 16.50 / **Lipides :** 07.00 g

INGRÉDIENTS

- 500g de pommes de terre
- 3 tomates
- 2 tranches de saumon fumé de 40 g
- 200 g de crevettes cuites décortiquées
- 2 gousses d'ail
- Persil haché
- Vinaigre d'huile
- sel, poivre du moulin

PRÉPARATION

1. Faites bouillir les pommes de terre dans leurs vestes, puis épluchez-les. Laissez-les refroidir et coupez-les en tranches.
2. Mettre les pommes de terre dans un saladier et ajouter le saumon fumé coupé en fines lamelles et les crevettes décortiquées.
3. Mélanger le tout et transférer dans une boîte avec un couvercle hermétique et réfrigérer.
4. Dans un bol préparer une sauce avec 3 cuillères à soupe d'huile pour 1 cuillère à soupe de vinaigre et du persil haché. Salez, poivrez et mélangez.
5. Conservez la sauce dans un récipient séparé. Versez-le dans le saladier au moment de servir.
6. Il est préférable de préparer la sauce vinaigrette à part dans une petite bouteille pour éviter que les tomates ne libèrent trop d'eau et que la salade ne soit trop liquide.

PETITS SOUFFLÉS AU CHÈVRE

Calories : 196 / **Protéines :** 11.00 g / **Glucides** : 10.00 / **Lipides** : 12.00 g

INGRÉDIENTS

- 150 g de fromage de chèvre en rouleau
- 4 œufs
- 250 ml de lait demi-écrémé
- 60g de beurre
- 60g de farine
- sel
- Poivre
- noix de muscade

PRÉPARATION

1. Préchauffer le four à 240°C.
2. Moules individuels de beurre et de farine.
3. Couper le fromage en petits morceaux.
4. Dans une casserole, faire fondre le beurre à feu doux et ajouter la farine.
5. Hors du feu, ajouter le lait. Cuire à feu doux jusqu'à épaississement, en remuant constamment.
6. Ajouter ensuite le fromage et les jaunes d'œufs hors du feu. Salez et poivrez légèrement.
7. Battre les blancs d'œufs en neige ferme et les incorporer délicatement à la préparation.
8. Répartir dans les moules. Cuire 20 à 25 minutes en surveillant.
9. Servir immédiatement pour maintenir l'effet ballonnant.
10. Équivalence (pour m'aider à l'intégrer dans ma portion) : 20 g de pain ou 40 g de sushi (4) ou un samoussa de 40 g.

VERRINES PRINTANIÈRES AUX ASPERGES ET AUX FÈVES FRAÎCHES

Calories : 138 / **Protéines :** 06.00 g / **Glucides :** 10.60 / **Lipides :** 08.00 g

INGRÉDIENTS

- 1 botte d'asperges vertes
- 1 kg de fèves fraîches en gousses ou 250 g de fèves pelées
- Une dizaine de brins de ciboulette
- Vinaigre d'huile
- Sel et poivre

PRÉPARATION

1. Lavez les asperges et faites-les cuire dans une casserole d'eau bouillante pendant 7 minutes. Conserver uniquement les pourboires (éventuellement conserver le reste pour faire une soupe).
2. Cuire les haricots pendant 5 minutes dans une casserole d'eau bouillante.
3. Égouttez-les et laissez-les refroidir. Retirez ensuite la peau qui les entoure.
4. Préparez une sauce vinaigrette avec 3 cuillères à soupe d'huile pour 1 cuillère à soupe de vinaigre. Saler et poivrer.
5. Mettez quelques asperges dans chaque verre.
6. Garnir de haricots et arroser de vinaigrette.
7. Décorer de ciboulette ciselée.
8. Équivalence (pour m'aider à l'intégrer dans ma portion) : ½ portion de fruits frais ou 2 yaourts nature ou 1/10 de baguette.

HUÎTRES TIÈDES SUR FONDS D'ARTICHAUTS

Calories : / **Protéines :** .00 g / **Glucides** : 05.00 / **Lipides** : 00.00 g

INGRÉDIENTS	PRÉPARATION

INGRÉDIENTS

- 8 fonds d'artichauts (surgelés)
- 24 huîtres dans un verre
- 4 cuillères à soupe d'huile d'olive
- 1 cuillère à soupe de vinaigre de cidre
- Herbes aromatiques fraîches (estragon, ciboulette et cerfeuil)
- 1 citron
- fleur de sel et poivre du moulin

PRÉPARATION

1. Rincez et ciselez l'échalote et les herbes (sauf quelques brins de ciboulette pour la garniture).
2. Préparez une vinaigrette avec l'huile d'olive, le vinaigre, l'échalote et les herbes. Salez et poivrez légèrement.
3. Cuire les fonds d'artichauts 10 minutes dans une grande quantité d'eau bouillante avec du sel et du citron.
4. Ouvrir les huîtres en les plaçant dans un panier vapeur pendant 1 minute, puis retirer la coquille.
5. Égoutter les fonds d'artichauts.
6. Dresser les assiettes en disposant 3 huîtres et 1 cuillère à soupe de vinaigrette aux herbes sur chaque cœur d'artichaut.
7. Décorez de quelques brins de ciboulette et servez chaud.

VELOUTÉ POTIRON - COURGETTE

Calories : / **Protéines :** g / **Glucides :** / **Lipides :** g

INGRÉDIENTS

- 2 courgettes moyennes
- 1 grosse tranche de potiron (environ 400 g)
- 2 carottes
- 1 branche de céleri
- 1 gousse d'ail
- sauce soja 1C
- 1 cube de bouillon de bœuf
- 25 cl de crème liquide
- Sel poivre

PRÉPARATION

1. Lavez les courgettes, retirez les extrémités et coupez-les en morceaux.
2. Épluchez les carottes et le potimarron et coupez-les en morceaux.
3. Lavez la branche de céleri et coupez-la en morceaux.
4. Pelez la gousse d'ail et coupez-la en gros morceaux.
5. Dans une marmite, versez tous les légumes, couvrez d'eau, salez, poivrez et faites cuire.
6. Dès que l'eau commence à bouillir, ajouter le cube de bouillon et poursuivre la cuisson.
7. Dès que les légumes sont cuits, mélangez-le tout finement.
8. Ajoutez ensuite la sauce soja et la crème liquide, puis mélangez.
9. Servir chaud avec quelques croûtons, si désiré.

SALADE D'AVOCAT AU BLÉ

Calories : / **Protéines :** g / **Glucides :** / **Lipides :** g

INGRÉDIENTS

- 2 avocats
- 1 gros citron
- 280 g de blé cuit
- 120 g de cœurs de palmier
- 250g de concombres
- 100 g de crème liquide légère
- Sel poivre
- 20 g d'amandes effilées
- 3 gouttes de Tabasco

PRÉPARATION

1. Coupez les avocats en deux dans le sens de la longueur, retirez les noyaux et évidez-les avec une grande cuillère en faisant attention de ne pas abîmer la peau.
2. Limer l'intérieur des peaux pour qu'elles ne noircissent pas.
3. Coupez la viande en cubes, placez-les dans un saladier et arrosez-les d'un trait de jus de citron.
4. Pelez le concombre, retirez les pépins et coupez la pulpe en cubes.
5. Faire griller les amandes dans une petite poêle.
6. Dans un bol, mélanger la crème légère et 4 cuillères à soupe de jus de citron pour faire la sauce.
7. Salez, poivrez et ajoutez 3 gouttes de Tabasco, puis mélangez le tout.
8. Mettre le blé, les cœurs de palmier, le concombre dans le saladier, ajouter la sauce et mélanger.
9. Répartir les ingrédients du saladier dans les peaux d'avocats et déposer quelques amandes effilées pour décorer et croquer.

MÉLI-MÉLO DE CRUDITÉS PRINTANIÈRES, VINAIGRETTE À LA CORIANDRE

Calories : / **Protéines :** g / **Glucides :** / **Lipides :** g

INGRÉDIENTS

- 20 g de pousses d'épinards
- 20g de laitue romaine
- 40 g de radis roses
- 800 g de gousses de fèves fraîches (environ 200 g de fèves fraîches cuites)

PRÉPARATION

1. Lavez la coriandre et séchez-la sur du papier absorbant avant de la mélanger.
2. Faire une vinaigrette avec la moutarde, le vinaigre, l'huile, le sel et le poivre, puis ajouter la coriandre mixée.
3. Pelez les gousses de fèves et plongez-les dans l'eau bouillante pendant 30 secondes. Égouttez et rincez à l'eau douce, puis retirez la seconde peau.
4. Cuire les haricots 10 minutes dans une casserole d'eau bouillante salée, égoutter et réserver.
5. Laver et essorer les bébés épinards et la laitue.
6. Couper les feuilles de laitue en fines lanières.
7. Lavez, épluchez et coupez les radis en fines tranches.
8. Dresser les assiettes avec tous les légumes : salades, haricots et radis.
9. Assaisonnez avec la vinaigrette et servez.

FEUILLETÉ DE BRIK AUX COURGETTES

Calories : / **Protéines :** g / **Glucides :** 20.00 / **Lipides :** g

INGRÉDIENTS

- 1 courgette moyenne
- 4 feuilles de brick (ou filo)
- 2 cuillères à soupe de lait
- 1 cuillère à soupe de crème légère
- 2 oranges
- 20g de fromage feta
- 20 g d'emmental râpé
- sel, poivre, curry

PRÉPARATION

1. Lavez la courgette, râpez-la et faites-la dorer 5 minutes avec la crème fraîche, le sel, le poivre et le curry. Rester au chaud.
2. Étaler une feuille de pâte sur une surface propre.
3. Badigeonner le lait des deux côtés.
4. Déposer ¼ du mélange de courgettes, ¼ de la feta, ¼ de l'emmental au milieu de la feuille, puis rouler la feuille pour former un « flocon de neige ».
5. Préparez les trois autres feuilles de brick de la même manière.
6. Déposer sur une plaque allant au four et cuire 10 minutes à 180°C.
7. Pelez les oranges crues et coupez-les en rondelles.
8. Servir la pâte feuilletée avec quelques tranches d'orange à côté.

PAPILLOTE DE CHOUX DE BRUXELLES À LA FETA SUR LIT DE SALADE VERTE

Calories : / **Protéines :** g / **Glucides :** 30.00 / **Lipides :** g

INGRÉDIENTS

- 400 g de choux de Bruxelles
- 1 oignon
- 60 g de fromage feta
- 1 c à soupe de lait demi-écrémé
- 1 c à soupe de miel liquide
- 100 ml de crème légèr
- sel, poivre du moulin
- 4 feuilles de brick
- 100 g de salade verte
- 1 c à café de moutard
- 2 c à soupe d'huile d'olive
- 1 c à soupe de vinaigr balsamique

PRÉPARATION

1. Laver et couper les légumes.
2. Réserver les feuilles de laitue au réfrigérateur.
3. Couper les choux de Bruxelles en 8 avant de les blanchir quelques minutes dans de l'eau bouillante salée, puis égoutter et réserver.
4. Dans une poêle antiadhésive, faites revenir l'oignon préalablement lavé, épluché et finement haché dans du miel liquide.
5. Lorsque les oignons commencent à caraméliser, ajouter les choux de Bruxelles, baisser le feu et cuire à couvert.
6. En fin de cuisson, ajouter la crème fraîche et rectifier l'assaisonnement en sel et poivre.
7. Sur un plan de travail propre, étalez une feuille de brick, badigeonnez-la des deux côtés avec le pinceau à lait.
8. Déposer ¼ du mélange de choux de Bruxelles au centre de la feuille de Brik et ¼ de la feta en petits morceaux.
9. Fermez en formant une feuille d'aluminium.
10. Répéter avec les 3 autres feuilles de brick.
11. Mettre dans un plat allant au four et cuire à 200°C pendant 10 minutes. Surveillez le développement de la couleur des feuilles de Briks.
12. Préparer la vinaigrette en mélangeant la moutarde, le vinaigre, l'huile, le sel et le poivre, puis diluer avec un peu d'eau.
13. Servir les papillotes chaudes sur un lit de salade verte assaisonnée

PETIT PANIER DE CRUDITÉS

Calories : 92 / **Protéines :** 03.00 g / **Glucides :** 20.00 / **Lipides :** 20.00 g

INGRÉDIENTS

- 1 botte de radis
- 250 g de tomates cerises
- 1 petit melon
- 250g de carottes
- 1 concombre

PRÉPARATION

1. Laver les radis et les tomates.
2. Retirez les racines des radis et coupez quelques feuilles en laissant une petite touffe, puis coupez les têtes en quartiers.
3. Lavez, épluchez et épépinez le melon et coupez-le en fines tranches.
4. Lavez et épluchez les carottes et le concombre, puis coupez-les en allumettes.
5. Disposez les crudités dans une boite ronde en alternant les couleurs.

TABOULÉ SUCRÉ/SALÉ

Calories : 330 / **Protéines :** 09.00 g / **Glucides :** 51.00 / **Lipides :** 10.00 g

INGRÉDIENTS

- 200 g de semoule de couscous crue
- 3 tomates
- 1 pomme
- 1 poivron vert
- Quelques feuilles de menthe fraîche
- ½ verre de jus de citron vert
- 4 cuillères à soupe d'huile d'olive
- Sel poivre

PRÉPARATION

1. Lavez la pomme, épluchez-la et coupez-la en petits cubes.
2. Lavez les tomates et le poivron, puis retirez les graines et coupez-les en petits cubes.
3. Laver la menthe fraîche et la hacher finement.
4. Dans un saladier mettre la semoule. Faire bouillir ½ verre d'eau et verser sur la semoule, puis laisser gonfler.
5. Séparez les grains à la fourchette et ajoutez les morceaux de pomme, tomate, poivron.
6. Ajouter ensuite la menthe, le jus de citron, l'huile, le sel et le poivre.
7. Mélanger et réfrigérer, couvert, pendant environ 2 heures avant de servir.
8. Equivalence (pour m'aider à l'intégrer dans ma ration) : 100 g de pain, 250 g de légumineuses cuites.

VELOUTÉ AUX CHAMPIGNONS

Calories : 107 / **Protéines :** 05.50 g / **Glucides** : 05.50 / **Lipides** : 07.00 g

INGRÉDIENTS

- 500 g de champignons frais
- 300 g de cèpes 300 g de cèpes
- 20 ml de jus de citron vert
- 1 pomme de terre moyenne (environ 150g)
- Quelques brins de ciboulette
- 20cl de crème 15%
- noix de muscade
- Sel et poivre

PRÉPARATION

1. Nettoyez et coupez les champignons en gros morceaux.
2. Lavez, épluchez et coupez la pomme de terre en cubes.
3. Mettez les champignons dans une casserole et faites-les cuire quelques minutes dans 20 ml de jus de citron en couvrant.
4. Lorsque les champignons ont rendu leur jus, ajoutez les morceaux de pommes de terre. Couvrir d'eau, mélanger et cuire environ 20 minutes.
5. Mixez avec un mixeur plongeant. Salez et poivrez puis ajoutez la muscade râpée et la crème fraîche.
6. Mélangez avec une cuillère en bois et ajoutez de l'eau si nécessaire.
7. Cuire à nouveau encore 10 minutes.
8. Ciselez la ciboulette fraîche avant de servir chaud.

VELOUTÉ D'ASPERGES

Calories : 142 / **Protéines :** 08.00 g / **Glucides :** 14.00 / **Lipides :** 06.00 g

INGRÉDIENTS

- 1 kg d'asperges blanches (ou deux bottes)
- 1 oignon
- 250 ml de lait
- 15cl de crème 15%
- Sel poivre
- noix de muscade
- ¾ litre d'eau

PRÉPARATION

1. Lavez chaque asperge et coupez les extrémités des tiges sur 2 cm.
2. Pelez délicatement chaque asperge avec un couteau de cuisine en commençant par la pointe pour éviter de casser.
3. Couper les asperges en morceaux de quelques centimètres.
4. Faites-les cuire dans une casserole d'eau bouillante légèrement salée avec l'oignon haché pendant 10 minutes.
5. Passé ce temps, prenez quelques conseils et poursuivez la cuisson pendant 10 minutes.
6. Ajouter la crème et le lait et poursuivre la cuisson 10 minutes.
7. Mélangez le tout, rectifiez l'assaisonnement et saupoudrez de noix de muscade.
8. Avant de servir, déposer les pointes d'asperges dessus.
9. Equivalence (pour m'aider à l'intégrer dans ma ration) : 3 morceaux de sucre, 150 g de salade de lentilles, 200 g de fèves cuites.

TERRINE DE LÉGUMES

Calories : 87 / **Protéines :** 07.00 g / **Glucides :** 05.50 / **Lipides :** 05.00 g

INGRÉDIENTS

- 2 à 3 carottes moyennes (environ 200 g)
- 250 g de petits pois surgelés
- 15 cl de crème fraîche
- 50 g de fromage râpé
- 4 œufs
- sel fin, poivre blanc
- Noix de muscade

PRÉPARATION

1. Couper les carottes en petits dés. Faites-les cuire dans une casserole d'eau avec les petits pois pendant 15 à 20 minutes. Filtrer et laisser refroidir légèrement.
2. Dans une grande assiette, battre les œufs entiers avec la crème fraîche. Râpez un peu de muscade, de poivre et de sel. Ajouter les légumes et le fromage râpé, puis mélanger.
3. Graissez un moule à cake avec du beurre et versez la préparation. Cuire au bain-marie pendant 45 minutes à 210°C. Laisser refroidir un peu puis démouler.
4. Cuire un œuf dans une casserole d'eau bouillante pendant 10 minutes après qu'il commence à bouillir. Passez-le sous l'eau froide et décortiquez-le.
5. Retirez le jaune et conservez le blanc pour une autre utilisation. Dans un bol, mettre la moutarde, le jaune d'œuf et le jus de citron.
6. Battre au batteur électrique et ajouter progressivement le fromage cottage jusqu'à obtenir une consistance épaisse.
7. Couper des tranches de terrine et servir avec une mayonnaise légère.

POTAGE AU POTIRON

Calories : 99 / **Protéines :** 03.00 g / **Glucides :** 15.00 / **Lipides :** 03.00 g

INGRÉDIENTS

- 1 kg de potiron
- 2 poireaux
- 3 gousses d'ail
- 10 cl de crème légère (5% de matière grasse)
- 1 cuillère à soupe d'huile
- 1 pincée de muscade moulue
- 1,25 litre d'eau
- sel poivre

PRÉPARATION

1. Pelez et lavez les poireaux.
2. Hacher finement les blancs.
3. Épluchez le potimarron et coupez-le en petits cubes.
4. Émincer les gousses d'ail.
5. Dans une casserole, mettre l'huile et faire revenir les blancs de poireaux à feu doux, sans coloration.
6. Ajouter les cubes de potiron et l'ail haché, saler et poivrer.
7. Mouiller avec de l'eau et porter à ébullition. Dès que le mélange bout, cuire 30 minutes à feu moyen.
8. Ajoutez ensuite la crème et mélangez le tout, puis saupoudrez de noix de muscade avant de servir.

MILLEFEUILLES DE SAUMON FUMÉ AU PAIN D'ÉPICES

Calories : 252 / **Protéines :** 16.00 g / **Glucides** : 29.00 / **Lipides** : 08.00 g

INGRÉDIENTS

- 200g de saumon fumé
- 100 g de fromage cottage à 20% de matière grasse
- 50 g de fromage frais
- 8 fines tranches de pain d'épices
- 6 cuillères à soupe de ciboulette hachée
- 6 cuillères à soupe de cerfeuil haché
- 1 citron
- sel poivre

PRÉPARATION

1. Mettre le fromage blanc et le fromage frais dans un saladier.
2. Ajouter quelques gouttes de jus de citron et les herbes ciselées.
3. Assaisonnez de sel et de poivre, puis mélangez.
4. Couper les tranches de saumon en lanières.
5. Faites dorer les tranches de pain d'épice au grille-pain.
6. Déposer une tranche de pain d'épice sur chaque assiette.
7. Garnir les lanières de saumon, ajouter une cuillerée de fromage à la crème aux fines herbes, ajouter une couche de saumon, puis arroser de quelques gouttes de jus de citron.
8. Garnir d'une tranche de pain d'épice.
9. Sers immédiatement.

BRICKS AU CHÈVRE

Calories : / **Protéines :** g / **Glucides :** / **Lipides** : g

INGRÉDIENTS

- 1 paquet de lattes de brique soit 10 lattes
- 180g de fromage de chèvre
- 6 oeufs
- 30 g de beurre fondu
- coriandre, ciboulette ou herbes de Provence hachées

PRÉPARATION

1. Cassez les œufs, assaisonnez de sel et de poivre et mélangez le tout.
2. Dans une poêle antiadhésive, faire cuire les œufs comme une omelette brouillée, puis retirer du feu.
3. Ajouter le fromage de chèvre émietté et les herbes ciselées.
4. Étalez une feuille de pâte puis remplissez-la au centre avec la préparation. Pliez les côtés pour former un carré, retournez-le et placez-le sur une plaque à pâtisserie.
5. Badigeonnez les blocs de fromage de chèvre de beurre fondu.
6. Cuire à 180°C pour dorer.

SALADE MÉDITERRANÉENNE

Calories : 128 / **Protéines :** 04.00 g / **Glucides :** 10.00 / **Lipides :** 08.00 g

INGRÉDIENTS	PRÉPARATION

- 2 tomates moyennes
- ½ poivron jaune
- Mélange de pousses tendres (200 grammes)
- 20 grammes de pignons de pin
- 4 tranches de coppa

1. Laver puis couper en dés les tomates et un demi-poivron.
2. Couper les tranches de coppa en petits morceaux.
3. Mélanger la salade mesclun, les tomates, les poivrons, les pignons et les morceaux de coppa.
4. Assaisonner avec une vinaigrette au citron pour rehausser la saveur.
5. Équivalence (pour m'aider à l'intégrer dans ma ration) : 1 légume cru, environ 10 grammes de glucides.

SALADE SUCRÉE SALÉE

Calories : 168 / **Protéines :** 07.00 g / **Glucides :** 17.00 / **Lipides :** 08.00 g

INGRÉDIENTS

- Une orange
- 1 pomme Granny Smith
- 2 carottes
- ¼ céleri-rave
- ½ concombre
- 8 petits bâtonnets de surimi
- 4 feuilles de laitue

PRÉPARATION

1. Épluchez les carottes et le céleri-rave et râpez-les.
2. Pelez le concombre et coupez-le en petits dés.
3. Pelez l'orange, retirez la fine membrane blanche et les filaments et coupez-la en petits morceaux.
4. Lavez les tomates cerises et les feuilles de salade, pressez-les bien.
5. Pelez la pomme, retirez le cœur et le pédoncule et coupez-la en quartiers.
6. Dans un saladier, préparer la sauce en mélangeant : huile, vinaigre, sel, poivre et ciboulette fraîche. Ajouter les légumes (sauf les feuilles de salade) et les fruits préparés, remuer.
7. Incorporer les bâtonnets de surimi par tranches.
8. Décorer le fond avec 4 tasses de feuilles de salade verte et verser un peu de la préparation assaisonnée dans chacune.
9. Servir froid !

VELOUTÉ DE CAROTTES AU CUMIN

Calories : / **Protéines :** g / **Glucides :** / **Lipides :** g

INGRÉDIENTS

- 600g de carottes
- 400g de courgettes
- 1 cuillère à soupe de crème entière épaisse
- 1 cuillère à café de cumin
- sel
- Poivre moulu

PRÉPARATION

1. Lavez, épluchez et coupez les légumes en morceaux.
2. Faites-les cuire dans de l'eau bouillante légèrement salée.
3. Égouttez les légumes (en conservant le bouillon) et placez-les dans le bol du blender.
4. Couvrez-les avec le bouillon et mélangez jusqu'à obtenir une soupe onctueuse.
5. Transférer dans un bol, assaisonner d'une pincée de cumin et tourner le moulin à poivre.
6. Laisser à feu doux.
7. Ajouter 1 cuillère à soupe de crème fraîche au moment de servir.

PLATS PRINCIPAUX

FILETS DE SARDINES ET LENTILLES CORAIL

Calories : 293 / **Protéines :** 28.00 g / **Glucides** : 24.00 / **Lipides** : 09.50 g

INGRÉDIENTS

- 12 sardines fraîches (environ 800 kg)
- 1kg de tomates
- 3 oignons
- 1 cuillère à soupe d'huile d'olive
- 240 g de lentilles corail
- 1 cuillère à café de curry
- 1 feuille de laurier
- noix de muscade
- sel et poivre

PRÉPARATION

1. Retirez les écailles, éviscérez les sardines et coupez la tête et la queue, puis fendez-les pour enlever l'os central et les nageoires caudales. Disposez-les sur une assiette au fur et à mesure.
2. Coupez les tomates et les oignons en rondelles et faites-les cuire dans une poêle avec une cuillère à soupe d'huile d'olive et ½ verre d'eau.
3. Ajouter les sardines plates et parsemer le dessus de thym émietté.
4. Sel et poivre.
5. Couvrir et cuire dans le jus environ 15 minutes.
6. Pendant ce temps pesez, lavez les lentilles à l'eau froide, puis faites-les cuire dans une casserole avec environ 3 fois leur volume d'eau avec le curry, le laurier, la muscade râpée et le sel pendant environ 15 minutes.
7. Ajouter une tomate en dés et cuire encore 5 minutes.
8. Servir 2 sardines par personne avec les lentilles corail.

CAKE AUX LÉGUMES

Calories : 346 / **Protéines :** 11.50 g / **Glucides :** 29.00 / **Lipides :** 20.50 g

INGRÉDIENTS

- 200g de farine
- 100g de beurre non salé
- 4 œufs
- 400g de carottes
- 100 g de petits pois surgelés ou frais
- 200 g de haricots verts frais ou surgelés
- 100 ml de lait
- 70g de fromage râpé
- 1 sachet de levure chimique
- Sel, poivre, muscade râpée
- 10 g de beurre (ou d'huile) pour graisser le moule

PRÉPARATION

1. Lavez et épluchez les carottes et coupez-les en petits cubes.
2. Raclez les haricots verts et coupez-les en petits morceaux.
3. Cuire les carottes et les haricots verts avec les petits pois dans une casserole d'eau salée pendant 20 minutes. Filtrer et laisser refroidir.
4. Préchauffer le four à 200°C et beurrer un moule.
5. Dans un bol, mettre les œufs entiers, la farine, le beurre et battre. Ajouter le lait petit à petit, puis le sel, le poivre, la muscade et la levure. Verser les légumes refroidis et le fromage râpé. Bien mélanger avec une cuillère en bois pour obtenir une pâte lisse.
6. Verser la pâte dans un moule à cake. Cuire à 200°C pendant 35 à 40 minutes. Laisser refroidir avant de démouler. Envelopper dans du papier d'aluminium.
7. Équivalence (pour m'aider à l'inclure dans ma ration) : 200 g de lentilles ou patates douces cuites, 150 g de semoule de blé cuite ou de riz complet, 200 g de pâtes complètes ou 60 g de pain.

ESCALOPE MILANAISE ET SES TAGLIATELLES

Calories : 664 / **Protéines :** 37.00 g / **Glucides** : 88.50 / **Lipides** : 18.00 g

INGRÉDIENTS	PRÉPARATION

INGRÉDIENTS

- 6 côtes de veau
- 100g de farine
- 2 oeufs
- 200 g de biscuits
- 3 cuillères à soupe d'huile de tournesol
- 1/2 brick de coulis de tomate nature
- 400 g de tagliatelles sèches
- 500 g d'épinards en feuilles surgelés.
- 50 g de parmesan râpé
- Sel poivre
- basilic ciselé

PRÉPARATION

1. Mélanger ou écraser les biscuits pour préparer la chapelure.
2. Répartir la farine, les œufs battus dans la tortilla et la chapelure dans 3 assiettes différentes.
3. Fariner chaque escalope, les passer dans les oeufs battus puis dans la chapelure.
4. Faites chauffer l'huile dans une poêle et faites cuire les côtelettes 5 minutes de chaque côté.
5. En parallèle, faites cuire les tagliatelles dans une casserole d'eau bouillante pendant 10 minutes.
6. Filtrez et réservez au chaud.
7. Faites de même avec les épinards surgelés. Passer, remettre dans la casserole.
8. Saler et poivrer et ajouter 2 cuillères à soupe de crème fraîche 15% en fin de cuisson.
9. Mélanger.
10. Servir chaque assiette avec les côtelettes, les pâtes et les épinards.
11. Verser le coulis de tomates sur les côtelettes et saupoudrer de parmesan râpé et de basilic ciselé.

POT-AU-FEU

Calories : 332 / **Protéines :** 31.00 g / **Glucides :** 34.00 / **Lipides :** 08.00 g

INGRÉDIENTS

- 1 kg à 1,2 kg de viande de bœuf à pot-au-feu genre paleron, collier, gîte
- 500 g de carottes (environ 5 carottes)
- 500 g de courgettes (2 à 3 courgettes)
- 500 à 700 g de pommes de terre (6 à 7 pommes de terre)
- 2 poireaux
- 1 branche de céleri
- 2 oignons
- Bouquet garni (thym, laurier, persil)
- Ongle
- sel fin, poivre

PRÉPARATION

1. Lavez, épluchez et coupez les légumes en gros morceaux. Mettez-les de côté.
2. Passer les morceaux de viande sous l'eau et les déposer au fond de la casserole avec les oignons coupés parsemés de clous de girofle. Couvrir d'eau froide et porter à ébullition.
3. Avec l'écumoire, retirez la mousse pour avoir de l'eau propre. Ajouter les légumes coupés (sauf les pommes de terre) et le bouquet garni. Saler et poivrer.
4. Fermez la casserole. Dès que la vapeur s'échappe, baissez le feu et laissez cuire environ 1 heure.
5. Faire bouillir les pommes de terre à l'eau dans une casserole. Égoutter la viande et servir avec des légumes et des pommes de terre.

NOUILLES AUX CREVETTES ET AUX CHAMPIGNONS NOIRS

Calories : 151 / **Protéines :** 11.50 g / **Glucides** : 19.50 / **Lipides** : 03.00 g

INGRÉDIENTS

- 1 paquet de nouilles asiatiques aux œufs
- 25 crevettes décortiquées (environ 300 g)
- 1 oignon haché
- 1 boîte de pousses de bambo
- ½ paquet de champignons noirs à réhydrater
- ½ cuillère à café de purée de piment
- 2 cuillères à soupe de sauce nuoc mam
- 1 cuillère à soupe d'huile
- Jus de citron
- Quelques brins de ciboulette

PRÉPARATION

1. Égouttez et rincez les pousses de bambou et les champignons noirs.
2. Couper les champignons noirs en lanières.
3. Cuire les nouilles selon les instructions sur l'emballage.
4. Faites chauffer l'huile dans un wok, puis faites revenir l'oignon et les crevettes pendant 3 minutes en remuant.
5. Ajouter les champignons noirs, les pousses de bambou, le jus de citron et la sauce nuoc mam. Mélanger et cuire environ 5 minutes.
6. Ajouter les nouilles égouttées et la ciboulette ciselée. Mélanger et cuire jusqu'à ce que le tout soit bien chaud.
7. Sers immédiatement.

BLANQUETTE DE DINDE AUX LÉGUMES OUBLIÉS

Calories : 365 / **Protéines :** 42.00 g / **Glucides :** 38.00 / **Lipides :** 05.00 g

INGRÉDIENTS

- 900 g de blanc de dinde
- 500g de panais
- 500 g de topinambours
- 400 g chromé
- 500g de potirons
- 2 gros oignons jaunes
- 1 cuillère à soupe d'huile d'olive
- 1 bouquet d'herbes
- sel
- Poivre

PRÉPARATION

1. Couper les poitrines de dinde en gros morceaux.
2. Lavez et épluchez les panais et les topinambours, puis coupez-les en cubes.
3. Pour nettoyer les crosnes, passez-les dans un torchon avec du gros sel et remuez délicatement pour ne pas les casser. Puis lavez-les sans les couper ni les éplucher.
4. Brossez, lavez les potirons et coupez-les en cubes.
5. Pelez et hachez les oignons. Dans une marmite, mettre l'huile et faire revenir les oignons et les morceaux de dinde 5 à 6 minutes à feu modéré.
6. Ajouter le bouquet garni, saler et poivrer et couvrir d'eau. Porter à légère ébullition, puis ajouter les panais et les topinambours. Couvrir et cuire à feu doux pendant 20 minutes.
7. Ajouter les crosnes et la courge et poursuivre la cuisson encore 10 minutes. Laisser réduire et retirer le bouquet garni avant de servir.

CRÊPES AUX MOULES

Calories : 403 / **Protéines :** 26.00 g / **Glucides** : 48.00 / **Lipides** : 11.50 g

INGRÉDIENTS

- 250 g de farine de blé
- ½ litre de lait
- 4 œufs
- 1 cuillère à soupe d'huile
- 1 pincée de sel

PRÉPARATION

1. Tamiser la farine dans un grand bol.
2. Ajouter les œufs entiers et 1 cuillère à soupe d'huile.
3. Mélanger avec quelques bâtonnets en incorporant le lait petit à petit jusqu'à obtention d'une pâte homogène. Bien mélanger et laisser reposer environ 30 minutes.
4. Grattez et lavez les moules dans plusieurs eaux.
5. Mettez-les dans une casserole avec les échalotes hachées et le vin blanc. Couvrir et cuire à feu vif environ 20 minutes en remuant régulièrement.
6. Retirez-les du feu et pelez-les. Passer le jus dans une passoire fine.
7. Dans une casserole, mettre les moules décortiquées et ajouter le curry puis mélanger.
8. Verser le jus, la crème, la margarine, la farine et laisser réduire.
9. Faire chauffer une poêle antiadhésive légèrement graissée. Versez une petite louche de pâte et étalez-la dans le moule.
10. Cuire à feu vif pendant 3 à 4 minutes, puis retourner la crêpe.
11. Faites des crêpes et gardez-les au chaud. Remplissez chaque crêpe avec le mélange et roulez-les en repliant les extrémités.
12. Disposez-les dans un plat allant au four légèrement graissé. Couvrir de papier d'aluminium et cuire à 180°C jusqu'au moment de servir.

RATATOUILLE AUX LÉGUMES DU SOLEIL

Calories : 91 / **Protéines :** 02.00 g / **Glucides :** 15.20 / **Lipides :** 02.50 g

INGRÉDIENTS

- 5 tomates
- 1 aubergine
- 2 courgettes
- 2 poivrons rouges
- 2 poivrons verts
- 2 oignons
- 4 gousses d'ail
- ½ bouquet de persil
- ½ bouquet de coriandre fraîche
- 2 cuillères à café de curry
- 1 cuillère à soupe d'huile d'olive
- Sel et poivre

PRÉPARATION

1. Couper les tomates, les oignons et les courgettes en rondelles.
2. Couper les poivrons et l'aubergine en lanières.
3. Émincer l'ail et hacher le persil et la coriandre.
4. Faire chauffer une cuillère à soupe d'huile d'olive dans une poêle. Ajouter tous les légumes coupés et les faire dorer 5 minutes de tous les côtés.
5. Saler, poivrer et saupoudrer de curry. Versez un verre d'eau.
6. Mélanger et couvrir. Cuire à feu doux pendant 30 à 35 minutes.
7. La ratatouille est prête lorsque l'eau libérée par les légumes s'est presque évaporée.
8. Équivalence (pour m'aider à l'intégrer dans ma ration) : 30 g de pain ou 3 morceaux de sucre. Ce plat n'apporte pas assez de glucides, il faut le compléter par une portion de féculents cuits et de fruits.

MAGRET DE CANARD À LA MANGUE ET GALETTES DE PATATES DOUCES

Calories : 384 / **Protéines :** 29.00 g / **Glucides :** 41.00 / **Lipides :** 11.60 g

INGRÉDIENTS

- 2 magrets de canard
- 2 grosses mangues mûres
- 1 citron
- 600 g de patates douces, épluchées
- 1 œuf
- 2 c à soupe de crème fraîche 15%
- 30g de farine
- 1 oignon
- 1 pincée de muscade
- 1 sachet de sucre vanillé
- Sel poivre

PRÉPARATION

1. Pelez, hachez et faites revenir l'oignon dans une casserole avec un peu d'eau.
2. Épluchez et râpez la patate douce en morceaux grossiers et mettez-la dans un bol.
3. Ajouter les oignons, puis ajouter la farine, la noix de muscade râpée, le sel et le poivre et mélanger.
4. Ajouter l'œuf entier et la crème fraîche et mélanger pour former une pâte un peu épaisse.
5. Mettez un peu d'huile dans une poêle et faites-la chauffer.
6. À l'aide d'une cuillère, faites des petits monticules de pâte dans la poêle chaude et étalez-les en forme de cercle. Laisser dorer des deux côtés.
7. Faire une incision dans la peau des magrets de canard en les quadrillant avec un couteau pointu.
8. Faites chauffer une autre poêle anti-adhésive sans matière grasse et faites dorer les magrets de canard à feu vif pendant 6 min, d'abord côté peau, puis videz la poêle de sa graisse et revenez côté viande pendant 4 min.
9. Retirer les magrets de canard et réserver dans une assiette.
10. Pelez la mangue, puis coupez-la autour du centre. Ajoutez ces tranches dans la poêle avec le jus d'un citron et un sachet de sucre vanillé. Salez, poivrez et faites dorer de tous les côtés.
11. Couper les magrets de canard en lanières et servir avec les tranches de mangue accompagnées des galettes de patates douces.

CRÊPES AUX COURGETTES ET AU CHÈVRE FRAIS

Calories : 210 / **Protéines :** 10.00 g / **Glucides :** 20.00 / **Lipides :** 10.00 g

INGRÉDIENTS

- 100g de farine de sarrasin
- 50 g de farine de blé
- 2 oeufs
- 1 cuillère à soupe d'huile
- 1 pincée de sel
- 300 ml de lait

PRÉPARATION

1. Verser les deux farines et le sel dans un bol.
2. Ajouter les œufs et 1 cuillère à soupe d'huile.
3. Mélanger avec quelques bâtonnets en incorporant le lait petit à petit jusqu'à obtention d'une pâte homogène. Bien mélanger et laisser reposer environ 30 minutes.
4. Pendant ce temps, lavez et râpez finement les courgettes.
5. Versez les courgettes dans une poêle et faites-les dorer avec une cuillère à soupe d'huile pendant 10 minutes. Ajouter le sel, le poivre et le persil haché. Mélange.
6. Faire chauffer une poêle antiadhésive légèrement graissée. Versez une petite louche de pâte et étalez-la dans le moule.
7. Cuire à feu vif pendant 3 à 4 minutes, puis retourner la crêpe.
8. Faites des crêpes et gardez-les au chaud.
9. Garnir chaque galette de courgettes et de fromage de chèvre frais émietté. Replier les côtés de la crêpe et servir immédiatement.

BLANQUETTE DE LOTTE AUX CHAMPIGNONS

Calories : 212 / **Protéines :** 29.00 g / **Glucides** : 06.00 / **Lipides** : 08.00 g

INGRÉDIENTS

- 4 médaillons de lotte
- 250g de champignons
- fenouil
- 20 cl de fumet de poisson fort
- 10cl de vin blanc
- citron
- 20g de farine
- 1 cuillère à soupe de crème fraîche
- 20g de beurre
- sel poivre

PRÉPARATION

1. Dans une casserole, versez l'eau, le vin blanc et le fumet de poisson. Ajouter le fenouil haché et les champignons hachés. Cuire pendant 5 minutes.
2. Ajouter le poisson et le zeste de citron coupé en filaments. Cuire 10 minutes puis réserver.
3. Dans la cocotte, faire fondre le beurre. Ajouter la farine, la crème fraîche, le jus de citron et le jus de cuisson du poisson. Saler, poivrer, remuer.
4. Cuire pendant 10 minutes.
5. Ajouter les légumes et le poisson et chauffer doucement.
6. Suggestion : vous pouvez accompagner ce plat d'un mélange de riz : riz blanc, riz complet et riz sauvage.

GÂTEAU DE PÂTES

Calories : / **Protéines :** g / **Glucides :** / **Lipides :** g

INGRÉDIENTS

- 1 litre de lait
- 100g de jambon
- 250 g de pâtes crues
- 2 oeufs
- 50g de Gruyère (le fromage Emmental est probablement moins cher...), râpé
- 30g de beurre non salé
- 1 petite pincée de muscade
- Sel poivre

PRÉPARATION

1. Dans une grande casserole, porter à ébullition le litre de lait préalablement salé et poivré. Plongez les 250 g de pâtes crues et faites cuire selon le temps indiqué sur le paquet (ou "al dente").
2. Préchauffez votre four à 180°C.
3. Couper le jambon en petits morceaux.
4. Dans un saladier, battre les œufs en omelette et ajouter la muscade râpée, le jambon et le gruyère râpé.
5. Assaisonnez légèrement le mélange avec du sel et du poivre.
6. Hors du feu, ajouter le tout aux pâtes sans les égoutter et mélanger à la spatule.
7. Beurrer un moule à soufflé et y déposer les pâtes.
8. Mettre au four et cuire à feu moyen (180°C), environ 15 minutes.

SAUTÉ DE PORC AU LAIT DE COCO ET DÉS DE MANGUE

Calories : / **Protéines :** g / **Glucides :** / **Lipides :** g

INGRÉDIENTS	PRÉPARATION

INGRÉDIENTS

- 3 côtelettes de porc
- 1 mangue
- 500 ml de lait de coco
- 2 oignons moyens
- 1 gousse d'ail
- 2 cuillères à soupe d'huile de cuisson (mélange de 4 huiles, arachide, etc.)
- Épices : curry, cannelle
- Sel poivre

PRÉPARATION

1. Couper la viande en lanières en enlevant les principaux morceaux de gras.
2. Épluchez les oignons et la gousse d'ail, puis hachez les oignons.
3. Couper la pulpe de mangue en cubes.
4. Faire chauffer les 2 cuillères à soupe d'huile dans un wok.
5. Faites revenir l'oignon émincé dans l'huile et ajoutez les morceaux de porc avant de les dorer. Remuez constamment le porc pendant environ 3 minutes.
6. Ajouter le curry et la cannelle, au goût. Mélangez le tout puis ajoutez les dés de mangue, la gousse d'ail écrasée et le lait de coco.
7. Couvrir et cuire à feu doux pendant 10 minutes. Goûter ensuite sel et poivre au goût.

VOLAILLE RÔTIE ACCOMPAGNÉE D'UN CRUMBLE D'ASPERGES VERTES

Calories : / **Protéines :** g / **Glucides** : / **Lipides** : g

INGRÉDIENTS

- 1 poulet d'environ 1,5 kg
- 2 à 3 bottes d'asperges vertes (1,2 kg)
- 60g de farine
- 60 g de beurre ½ sel
- 60 g de poudre de noisette
- ½ citron
- 1 cuillère à café d'épices ras el hanout
- 1 cuillère à café d'huile d'olive

PRÉPARATION

1. Dans un plat creux allant au four avec couvercle, déposer le poulet au citron, percé plusieurs fois avec un couteau bien aiguisé et assaisonné d'une pincée de ras el Hanout.
2. Cuire à 180°C pendant 1h30 en retournant régulièrement le poulet pendant la cuisson et en l'arrosant du jus de cuisson.
3. Couper la base des asperges et peler les tiges de la pointe jusqu'au talon.
4. Rincez-les et coupez-les en morceaux d'environ 2 cm.
5. Cuire les asperges à la vapeur environ 15 minutes.
6. Dans un saladier, travaillez du bout des doigts (ou avec 2 fourchettes) la farine et la poudre de noisette avec le beurre jusqu'à obtenir une pâte sableuse.
7. Placer les asperges dans un plat allant au four, préalablement graissé à l'huile d'olive, avec du papier absorbant. Saupoudrez de pâte à crumble et enfournez à 180°C pendant 10 à 20 minutes. Retirer du four lorsque la pâte est dorée.
8. Couper le poulet en portions en fin de cuisson.
9. Disposez le crumble en portions individuelles et servez.

NOIX DE SAINT-JACQUES VANILLÉES SUR UN LIT DE FENOUIL MIELLÉ

Calories : / **Protéines** : g / **Glucides** : / **Lipides** : g

INGRÉDIENTS

- 12 à 16 pétoncles (selon la taille)
- 2 gros fenouils
- 20g de beurre non salé
- 1 cuillère à soupe de miel
- 2 cuillères à café d'huile d'olive
- Spray d'huile d'olive à la vanille (voir recette*)
- sel fin
- 120g de riz

PRÉPARATION

1. Lavez, épluchez et coupez le fenouil en petits cubes.
2. Dans une casserole en fonte, faites fondre le miel avec une cuillère à café d'huile d'olive, puis ajoutez les dés de fenouil et faites cuire à feu très doux jusqu'à cuisson complète. Ajustez avec un peu d'eau si nécessaire.
3. Cuire le riz dans de l'eau bouillante salée et égoutter.
4. Dans une poêle antiadhésive, faire fondre le beurre à feu doux avec le reste d'huile, puis dorer lentement les pétoncles, quelques minutes de chaque côté. Retirer du feu et réserver au chaud dans un plat allant au four.
5. Disposez les noix sur un lit de fenouil, assaisonnez d'huile d'olive vanillée à l'aide du vaporisateur et servez avec du riz blanc.

CABILLAUD À LA FORESTIÈRE ET SES TAGLIATELLES

Calories : 335 / **Protéines :** 30.00 g / **Glucides** : 52.00 / **Lipides** : 03.00 g

INGRÉDIENTS

- 400g de filets de cabillaud
- 500g de champignons
- 250 g de tagliatelles aux œufs (poids cru)
- 2 cuillères à soupe de crème épaisse 15%
- 1 oignon
- 4 tomates cerises
- Quelques brins de ciboulette
- Jus de citron
- Sel poivre

PRÉPARATION

1. Nettoyez les champignons sous l'eau courante.
2. Retirez la tige et coupez-les en lanières. Mettez-les dans une casserole avec ½ verre de jus de citron.
3. Hacher l'oignon et l'ajouter aux champignons. Couvrir et cuire jusqu'à ce que l'eau s'évapore.
4. Ajouter la crème, saler et poivrer et mélanger.
5. Disposez les filets de cabillaud dessus, puis couvrez. Laisser cuire environ 10 minutes.
6. Pendant ce temps, faites cuire les tagliatelles dans une grande casserole d'eau bouillante salée. Egouttez-les en les passant rapidement sous le robinet.
7. Déposer un filet de cabillaud dans chaque assiette. Étaler les pâtes de côté et napper de sauce aux champignons.
8. Garnir de brins de ciboulette et de tomates cerises coupées en deux. Sers immédiatement.

DORADE À L'ANANAS

Calories : 127 / **Protéines :** 18.00 g / **Glucides** : 07.50 / **Lipides** : 02.60 g

INGRÉDIENTS

- 400 g de filets de daurade
- Un ananas frais ou une petite boîte de tranches d'ananas (sans sirop)
- Deux cuillères à soupe de crème épaisse légère
- un brin de thym
- ciboulette
- sel, poivre du moulin

PRÉPARATION

1. Pelez et coupez l'ananas en rondelles en évidant le centre ou prenez des rondelles d'ananas en conserve. Couper chaque tranche en 8 morceaux et réfrigérer.
2. Pendant ce temps, rouler les filets de daurade et fixer avec un cure-dent. Faites-les cuire dans une casserole avec de l'eau bouillante parfumée au thym.
3. Faire une sauce avec la crème légère, la ciboulette, le sel et le poivre du moulin. Mélanger cette sauce avec les morceaux d'ananas.
4. Faire chauffer cette sauce dans une casserole pendant quelques minutes. Dans une assiette, déposer les filets de daurade cuits et recouvrir du mélange ananas et crème chaude.
5. Vous pouvez manger ce plat avec du riz, des pâtes ou des pommes de terre car la teneur en glucides est faible.

MAGRET DE CANARD ÉPICÉ À L'ORANGE

Calories : 300 / **Protéines :** 25.00 g / **Glucides** : 00.00 / **Lipides** : 20.00 g

INGRÉDIENTS

- 1 beau magret de canard (environ 500 g)
- 1 orange au jus
- 1 c à café de miel
- 1 brique de lait de coco (200 ml)

PRÉPARATION

1. Pelez et hachez très finement l'ail.
2. Dans un bol, mélanger : l'ail, le gingembre, la sauce soja et l'harissa.
3. Badigeonner la marinade sur le magret de canard. Laisser reposer au réfrigérateur quelques heures en badigeonnant de temps en temps.
4. Dans une poêle bien chaude, faire cuire le magret de canard 2 à 3 minutes, côté gras vers le bas, puis le retourner et cuire à feu doux, 5 à 10 minutes selon la grosseur.
5. Déposer le magret de canard dans une assiette et retirer l'excédent de gras de la poêle.
6. Mettez le reste de la marinade dans la poêle avec le jus d'orange, le miel et le lait de coco. Attendre que ce mélange bout et laisser mijoter 5 minutes à feu doux.
7. Coupez le magret de canard en tranches et remettez-le dans la poêle avec le jus de cuisson. Servir rapidement.
8. Pour le tapis de pommes de terre, lavez, épluchez et râpez les pommes de terre (râpe grossière) et mettez-les dans un saladier.
9. Verser les oeufs battus en omelette et mélanger. Ajouter ensuite la farine tamisée, puis le sel, le poivre, le persil et l'huile. Bien mélanger à nouveau.
10. Préparez une feuille de papier sulfurisé sur une plaque allant au four.
11. Disposez le mélange sur le papier en 8 galets de 1 cm d'épaisseur.
12. Laissez-les dorer au four (20 à 25 minutes) à 180 C ou faites-les dorer dans une poêle antiadhésive 2 à 3 minutes de chaque côté.
13. Servir chaud!

ESCALOPES DE FOIE GRAS SUR LIT D'ENDIVES

Calories : / **Protéines :** g / **Glucides** : 05.00 / **Lipides** : g

INGRÉDIENTS

- 8 escalopes de foie gras (400g environ)
- 800 g d'endives
- 1 cuillère à soupe de vinaigre de Xérès
- fleur de sel et poivre du moulin

PRÉPARATION

1. Faire revenir les côtelettes 1 minute de chaque côté. Retirer de la poêle et garder au chaud.
2. Retirez l'excédent de graisse de la poêle et faites cuire les endives, rincez-les et coupez-les en petits morceaux.
3. Ajouter le vinaigre et ½ verre d'eau.
4. Assaisonner et laisser réduire un peu.
5. Disposez les côtelettes sur un lit d'endives et servez aussitôt.

SOUPE TCHICHA

Calories : / **Protéines :** g / **Glucides :** 30.00 / **Lipides :** g

INGRÉDIENTS

- 100g d'orge
- 100g de lentilles
- 1 oignon
- 1 tomate
- 1 carotte
- 1 courgette
- 2 cuillères à soupe d'huile d'olive
- sel, poivre, piment doux ou paprika
- purée de tomate
- coriandre

PRÉPARATION

1. Éplucher et hacher l'oignon et la tomate. Couper la carotte et la courgette en dés.
2. Dans la marmite, faire dorer l'oignon haché, la tomate, les carottes et les courgettes hachées avec 2 cuillères à soupe d'huile d'olive. Ajoutez ensuite les épices. Couvrir le mélange d'eau et ajouter les lentilles.
3. Après 20 minutes de cuisson, mélanger le tout et remettre sur le feu.
4. Ajouter l'orge, cuire environ 10 minutes.
5. Sel poivre. Ajouter la coriandre hachée.
6. Mettre la soupe tchicha dans des assiettes et arroser de jus de citron.

AUBERGINES CRAQUANTES À LA TOMATE

Calories : / **Protéines :** g / **Glucides** : / **Lipides :** g

INGRÉDIENTS

- 2 aubergines
- 2 tomates ou 16 tomates cerises
- 4 biscuits
- 4 gousses d'ail
- Huile d'olive
- sel, poivre du moulin
- 2 brins de persil

PRÉPARATION

1. Lavez les aubergines et les tomates.
2. Couper les aubergines en deux, dans le sens de la longueur.
3. Retirez la chair des aubergines en faisant attention de ne pas abîmer la peau, puis coupez-les en petits cubes.
4. Hacher l'ail et hacher finement le persil.
5. Mettez l'aubergine, l'ail, le persil dans un saladier, puis assaisonnez de sel et de poivre.
6. Émietter 2 biscuits dans le saladier.
7. Mélangez le tout, arrosez d'huile d'olive et mélangez à nouveau.
8. Déposer la préparation sur les 4 peaux d'aubergines.
9. Couper les tomates en cubes ou les tomates cerises en quartiers.
10. Disposez-les sur les aubergines.
11. Couper les tomates en cubes ou les tomates cerises en quartiers.
12. Placer chaque morceau dans du papier aluminium et refermer dans du papier aluminium.
13. Cuire 25 à 30 minutes sur la grille du barbecue en surveillant la cuisson.
14. Déballez les aubergines cuites et émiettez à nouveau les 2 autres biscuits dessus pour donner un aspect croustillant à la préparation.

GIGOT D'AGNEAU À LA MOUTARDE ET AU CURRY ET SES POMMES AU FOUR

Calories : / **Protéines** : g / **Glucides** : / **Lipides** : g

INGRÉDIENTS

- 1 gigot d'agneau d'environ 1,5 kg
- 7 grosses pommes de terre
- 80g de beurre
- 1 cuillère à soupe de moutarde
- 1 cuillère à café de curry
- brins de thym
- Sel poivre

PRÉPARATION

1. Préchauffez votre four à 200°C.
2. Épluchez, lavez, séchez les pommes de terre et coupez-les en rondelles. Répartissez-les uniformément dans le fond du plat et ajoutez les 80 grammes de beurre sous forme de chips.
3. Dans un bol, mélanger la moutarde, le curry et une cuillère à soupe d'eau. Enrober l'agneau de ce mélange puis assaisonner de sel et de poivre.
4. Déposer l'agneau sur les pommes de terre, saupoudrer de thym et enfourner. Après 15 minutes, retournez la jambe.
5. Laissez cuire et dorer encore 15 minutes, puis retournez-le à nouveau. Baissez la température de votre four à 180°C et laissez cuire encore 40 minutes.
6. Couper en tranches et assaisonner avec les pommes de terre.

NOIX DE SAINT-JACQUES VANILLÉES SUR UN LIT DE FENOUIL MIELLÉ

Calories : / **Protéines** : g / **Glucides** : / **Lipides** : g

INGRÉDIENTS

- 12 à 16 noix de Saint-Jacques
- 2 gros fenouils
- 20g de beurre non salé
- 1 cuillère à soupe de miel
- 2 cuillères à café d'huile d'olive
- Spray d'huile d'olive à la vanille
- sel fin
- 120g de riz

PRÉPARATION

1. Lavez, épluchez et coupez le fenouil en petits cubes.
2. Dans une casserole en fonte, faites fondre le miel avec une cuillère à café d'huile d'olive, puis ajoutez les dés de fenouil et faites cuire à feu très doux jusqu'à cuisson complète. Ajustez avec un peu d'eau si nécessaire.
3. Cuire le riz dans de l'eau bouillante salée et égoutter.
4. Dans une poêle antiadhésive, faire fondre le beurre à feu doux avec le reste d'huile, puis dorer lentement les noix de Saint-Jacques, quelques minutes de chaque côté. Retirer du feu et réserver au chaud dans un plat allant au four.
5. Disposez les noix sur un lit de fenouil, assaisonnez d'huile d'olive vanillée à l'aide du vaporisateur et servez avec du riz blanc.

NOIX DE SAINT-JACQUES AUX POMMES

Calories : / **Protéines :** 15.00 g / **Glucides** : / **Lipides** : g

INGRÉDIENTS

- 12 noix de Saint-Jacques
- 4 pommes
- 40 g de beurre demi-sel
- Poudre de cannelle
- Cerfeuil
- 1 cuillère à soupe d'huile d'olive

PRÉPARATION

1. Rincez, épluchez et hachez 2 pommes. Faire réduire à feu doux dans une casserole, saupoudrer de cannelle et réserver.
2. Dans une poêle légèrement huilée, cuire les noix de Saint-Jacques 2 minutes de chaque côté, puis réserver au chaud.
3. Rincez et coupez les pommes restantes en quartiers et faites-les revenir avec le beurre restant.
4. Disposez les noix de Saint-Jacques avec les pommes poêlées, nappez de compote.
5. Décorez de cerfeuil puis dégustez.

PAPILLOTE DE BLANC DE POULET ET SA FONDUE DE POIREAUX

Calories : 224 / **Protéines :** 38.00 g / **Glucides :** 05.50 / **Lipides :** 07.50 g

INGRÉDIENTS

- 4 escalopes de poulet
- 400 g de blancs de poireaux
- 15g de margarine
- 4 tranches de tomates
- 1 citron
- 1 cuillère à café de poudre de bouillon de poulet
- 1/2 verre d'eau
- sel poivre

PRÉPARATION

1. Préchauffer le four à 210°C (Th 7).
2. Dissoudre le bouillon de poulet dans l'eau.
3. Laver et hacher finement les blancs de poireaux.
4. Faire revenir les blancs de poireaux avec la margarine dans une poêle antiadhésive. Saler et poivrer.
5. Zestez le citron et pressez-le.
6. Couper 4 carrés de 20 cm de côté dans du papier sulfurisé, puis déposer un lit de poireaux sur chaque carré.
7. Faire dorer les poitrines de poulet dans une poêle antiadhésive très chaude, 2 minutes de chaque côté. Déposez ensuite chaque blanc de poulet sur les poireaux, ajoutez une tranche de tomate, une cuillère à soupe de citron pressé, salez, poivrez.
8. Mélanger le bouillon de poulet dilué avec l'estragon et le zeste de citron. Couvrir les poitrines de poulet et fermer hermétiquement les papiers d'aluminium. Cuire au four pendant 12-15 minutes.

GÂTEAU DE SEMOULE À LA COURGETTE

Calories : 283 / **Protéines :** 15.50 g / **Glucides :** 35.00 / **Lipides :** 09.00 g

INGRÉDIENTS

- 500g de courgettes
- 3 oeufs
- 10 g de beurre (ou d'huile) pour graisser le moule
- 1L de lait
- 200g de semoule fine
- 70g de fromage râpé
- Sel, poivre, muscade râpée

PRÉPARATION

1. Lavez et râpez les courgettes sans les éplucher avec une râpe grossière.
2. Faire chauffer le beurre dans 1 poêle.
3. Ajouter les courgettes râpées.
4. Cuire jusqu'à ce qu'il n'y ait plus d'eau.
5. Préchauffer le four à 200°C. Faire chauffer le lait dans une casserole.
6. Ajouter la semoule fine et mélanger.
7. Ajouter sel, poivre, noix de muscade.
8. Lorsque la semoule a épaissi, elle diffère du feu.
9. Ajouter les courgettes, le fromage et les œufs. Bien mélanger pour avoir une pâte lisse.
10. Verser la pâte dans 1 moule à cake. Cuire à 200°C pendant 35 minutes. Laisser refroidir avant de démouler.

SOUPE DE CREVETTES AUX CHAMPIGNONS

Calories : 197 / **Protéines :** 13.00 g / **Glucides** : 24.00 / **Lipides** : g

INGRÉDIENTS

- 3 poireaux
- 150 g de crevettes cocktail cuites
- 2 boites de 115g de champignons tranchés et égouttés
- 100g de spaghettis
- 20 cl de crème fraîche à 15% de matière grasse
- jus d'un citron

PRÉPARATION

1. Lavez les poireaux et coupez-les en petits cubes. Faites-les cuire dans une casserole d'eau bouillante salée environ 10 minutes.
2. Coupez les champignons en morceaux et ajoutez-les dans la poêle.
3. Décortiquez les crevettes et coupez-les en tranches.
4. Ajoutez-les à la marmite. Mélanger avec une spatule en bois. Sel et poivre.
5. Verser 20 cl de crème fraîche 15% MG. Mixte.
6. Ajouter 100 g de spaghettis coupés en morceaux d'environ 2 cm. Mélanger et cuire environ 20 minutes.
7. Ajouter le jus de citron juste avant de servir.
8. Servir chaud dans des bols ou des assiettes creuses.

MOULES À LA PROVENÇALE

Calories : 220 / **Protéines :** 17.00 g / **Glucides :** 11.00 / **Lipides :** 12.00 g

INGRÉDIENTS

- 2 kg de moules
- 4 gousses d'ail
- 2 oignons
- 1 bouquet de basilic frais
- 1 botte de persil plat
- 600 g de tomates concassées
- 4 cuillères à soupe d'huile d'olive
- 1 verre de vin blanc
- poivre (sel si nécessaire)

PRÉPARATION

1. Lavez les moules.
2. Hachez ensemble les gousses d'ail, l'oignon, les feuilles de basilic et le persil.
3. Mélangez-les dans un bol avec une cuillère à soupe d'huile d'olive. Poivre.
4. Dans une poêle, versez 3 cuillères à soupe d'huile d'olive. Versez les moules. les réchauffer Ajouter un demi-verre d'eau et cuire à feu vif, couvert, pendant 5 minutes.
5. Ajouter le verre de vin blanc et cuire à nouveau jusqu'à ce que les moules s'ouvrent.
6. Retirer les moules de leur jus de cuisson. Faire chauffer le jus de cuisson. Aux premiers signes d'ébullition, ajouter les tomates concassées et le contenu du bol.
7. Versez cette sauce épicée sur les moules et servez immédiatement. En accompagnement, vous pouvez servir des pommes de terre vapeur persillées.

AIGUILLETTES DE CANARD AUX FIGUES, MARRONS ET PANAIS

INGRÉDIENTS

- 400 g d'aiguillette de canard (enviro 2 ou 3 par personne)
- 50 g de figues sèches
- mélange 4 épices
- sel, poivre du moulin

PRÉPARATION

1. Pour préparer la compote de figues, coupez les figues en petits morceaux et faites-les cuire dans une casserole avec un peu d'eau et 1 cuillère à café du mélange 4 épices.
   Mélangez le tout pour obtenir une texture lisse.
2. Pour préparer les aiguillettes, sur une planche à légumes, étalez-les entre deux feuilles de film alimentaire et aplatissez-les avec le fond d'une casserole.
   Retirez le film transparent du dessus, puis étalez la compote de figues sur chaque bande, préalablement salée et poivrée au goût.
   Roulez-les individuellement et placez-les une à une dans du papier aluminium. Faites-les cuire en papillote pendant 20 minutes à 160°C.
   Réserver les papillotes non ouvertes au chaud (75°C) jusqu'au moment de servir.
3. Pour la sauce, faire chauffer les marrons cuits dans une casserole d'eau bouillante.
   Égouttez et mélangez avec le lait demi-écrémé jusqu'à obtenir une purée homogène.
   Dissoudre cette purée dans le bouillon de bœuf reconstitué, réserver au chaud jusqu'au moment de servir.
   Servir les aiguillettes nappées de sauce aux marrons et accompagnées de purée de panais.
   Équivalence (pour m'aider à l'intégrer dans ma ration) : 1 portion de protéines et 1 supplément d'amidon.
4. Pour préparer la purée, lavez, épluchez et coupez les légumes.
   Dans une casserole, porter à ébullition un mélange d'eau et de lait légèrement salé. Y faire cuire les légumes environ 20 minutes. Égoutter et passer au presse-purée.
   Ajouter le beurre et assaisonner avec les épices.
   Servir chaud avec les aiguillettes.

TATIN DE POMMES DE TERRE ET SON SAUTÉ DE CANARD

INGRÉDIENTS

- 4 magrets de canard
- 100 g de magret de canard séché tranché
- 1kg de pommes de terre
- 1 pâte feuilletée
- 40g de sucre
- 10g de beurre
- Pétrole
- 2 gousses d'ail
- Sel poivre

PRÉPARATION

5. Préchauffez votre four à 200°C.
6. Retirez la partie grasse des tranches de magret de canard déshydraté.
7. Faire fondre le beurre dans une casserole à feu moyen, saupoudrer de sucre jusqu'à ce que le caramel soit légèrement doré.
8. Épluchez les pommes de terre et coupez-les en rondelles assez fines.
9. Mettre les tranches de pomme de terre et le magret de canard dans le caramel pendant 5 minutes.
10. Déposer dans chaque cavité en intercalant les tranches de magret de canard et les tranches de pomme.
11. Couvrir d'un cercle de pâte sans oublier de faire coulisser les bords vers l'intérieur (question d'esthétique).
12. Enfourner et cuire 20 minutes.
13. Peu avant la fin de la cuisson, couper les magrets de canard en fines lanières et émincer l'ail.
14. Faites-les dorer 2 minutes avec un filet d'huile dans une poêle. Poivrer ensuite.
15. Servir sur une assiette avec la tatin de pommes de terre non moulée accompagnée d'une salade verte.

BROCHETTES DE POULET AU CITRON VERT ET CURRY

Calories : / **Protéines :** g / **Glucides :** / **Lipides :** g

INGRÉDIENTS

- 4 poitrines de poulet
- 1 gros poivron vert
- 2 citrons verts
- sel, poivre, curry
- Huile d'olive
- miel liquide

PRÉPARATION

1. Couper le poulet et le poivron en morceaux.
2. Disposez les morceaux de poulet sur des brochettes en alternant les morceaux de poivron vert.
3. Disposez les brochettes bordées sur une assiette de la taille des brochettes.
4. Pressez les deux citrons.
5. Dans un petit bol, versez le jus de citron, 2 cuillères à soupe d'huile d'olive, 2 cuillères à soupe de miel liquide et 1 cuillère à café de curry. Puis salez et poivrez.
6. Verser ce mélange sur les brochettes et laisser mariner 2 à 3 heures au réfrigérateur en retournant régulièrement les brochettes.
7. Faites cuire les brochettes quelques minutes sur le barbecue et servez-les chaudes.

SAUTÉ DE PORC AU LAIT DE COCO ET DÉS DE MANGUE

Calories : / **Protéines :** g / **Glucides** : / **Lipides** : g

INGRÉDIENTS

- 3 côtelettes de porc
- 1 mangue
- 500 ml de lait de coco
- 2 oignons moyens
- 1 gousse d'ail
- 2 cuillères à soupe d'huile de cuisson (mélange de 4 huiles, arachide, etc.)
- Épices : curry, cannelle
- Sel poivre

PRÉPARATION

1. Couper la viande en lanières en enlevant les principaux morceaux de gras.
2. Épluchez les oignons et la gousse d'ail, puis hachez les oignons.
3. Couper la pulpe de mangue en cubes.
4. Faire chauffer les 2 cuillères à soupe d'huile dans un wok.
5. Faites revenir l'oignon émincé dans l'huile et ajoutez les morceaux de porc avant de les dorer. Remuez constamment le porc pendant environ 3 minutes.
6. Ajouter le curry et la cannelle, au goût. Mélangez le tout puis ajoutez les dés de mangue, la gousse d'ail écrasée et le lait de coco.
7. Couvrir et cuire à feu doux pendant 10 minutes. Goûter ensuite sel et poivre au goût.

VOLAILLE RÔTIE ACCOMPAGNÉE D'UN CRUMBLE D'ASPERGES VERTES

INGRÉDIENTS

- 1 poulet d'environ 1,5 kg
- 2 à 3 bottes d'asperges vertes (1,2 kg)
- 60g de farine
- 60 g de beurre ½ sel
- 60 g de poudre de noisette
- ½ citron
- 1 cuillère à café d'épices ras el hanout
- 1 cuillère à café d'huile d'olive

PRÉPARATION

1. Dans un plat creux allant au four avec couvercle, déposer le poulet citronné, percé plusieurs fois avec un couteau bien aiguisé et assaisonné d'une pincée de ras el Hanout.
2. Cuire à 180°C pendant 1h30 en retournant régulièrement le poulet pendant la cuisson et en l'arrosant du jus de cuisson.
3. Couper la base des asperges et peler les tiges de la pointe jusqu'au talon.
4. Rincez-les et coupez-les en morceaux d'environ 2 cm.
5. Cuire les asperges à la vapeur environ 15 minutes.
6. Dans un saladier, travaillez du bout des doigts (ou avec 2 fourchettes) la farine et la poudre de noisette avec le beurre jusqu'à obtenir une pâte sableuse.
7. Placer les asperges dans un plat allant au four, préalablement graissé à l'huile d'olive, avec du papier absorbant. Saupoudrez de pâte à crumble et enfournez à 180°C pendant 10 à 20 minutes. Retirer du four lorsque la pâte est dorée.
8. Couper le poulet en portions en fin de cuisson.
9. Disposez le crumble en portions individuelles et servez.

COURGETTES FARCIES AU POISSON

Calories : 282 / **Protéines :** 31.00 g / **Glucides** : 17.00 / **Lipides** : 10.00 g

INGRÉDIENTS

- 4 petites courgettes
- 600g de filet de poisson (type merlu)
- 2 tranches de pain (environ 50 g)
- 2 grosses échalotes
- 2 gousses d'ail
- 200 ml de crème légère à 5% de matière grasse.
- 2 cuillères à café d'huile d'olive
- jus d'un citron
- Persil haché
- Aneth

PRÉPARATION

1. Préchauffer le four à 180°C (th.6).
2. Lavez et coupez les courgettes en deux en gardant leur peau.
3. Creusez ces courgettes pour enlever la pulpe et saupoudrez-les de sel pour qu'elles vomissent.
4. Pendant ce temps, émietter le pain de mie, hacher les échalotes et écraser les gousses d'ail.
5. Couper les filets de poisson en petits cubes, ajouter le pain de mie émietté, le persil haché, l'aneth, le citron, la pulpe de courgette, les échalotes hachées et les gousses d'ail écrasées.
6. Mixez le tout au robot culinaire et ajoutez la crème légère.
7. Décorer les courgettes avec cette préparation, saler et poivrer. Disposez-les dans un plat allant au four.
8. Arrosez-les légèrement d'huile d'olive et ajoutez 1 à 2 cuillères à soupe d'eau.
9. Cuire 35 minutes avant de servir.

PAVÉ DE SAUMON À LA MOUTARDE ET SA PURÉE DE COURGE MUSCADE

Calories : / **Protéines :** g / **Glucides :** / **Lipides :** g

INGRÉDIENTS

- 4 filets de saumon d'environ 100 g chacun
- 2 cuillères à café de moutarde
- sel, poivre du moulin

PRÉPARATION

1. Nettoyez les pavés avec du papier absorbant.
2. Badigeonnez-les de moutarde et placez-les dans un plat allant au four.
3. Saler et poivrer.
4. Cuire à feu moyen dans un four à 180°C pendant environ 20 minutes.
5. Pour la purée, laver, éplucher et couper les légumes.
6. Dans une casserole, porter à ébullition un mélange d'eau et de lait légèrement salé.
7. Y faire cuire les légumes environ 20 minutes.
8. Égoutter et passer au presse-purée.
9. Ajouter le beurre et assaisonner avec les épices.
10. Servir chaud avec le saumon.

DESSERT

BROCHETTES DE MELON À LA CANNELLE

Calories : 98 / **Protéines :** 01.00 g / **Glucides :** 19.00 / **Lipides :** 02.00 g

INGRÉDIENTS

- 1 melon de 800 g
- 10g de beurre
- 1 cuillère à café de cannelle
- 1 sachet de sucre vanillé

PRÉPARATION

1. Pelez le melon, retirez les pépins et coupez-le en cubes de même taille.
2. Faire chauffer une poêle, faire fondre doucement le beurre (il ne doit pas noircir !), ajouter les cubes de melon, mélanger. Saupoudrez de sucre vanillé et de cannelle.
3. Cuire à feu très doux pendant 5 minutes (le melon ne doit pas être cuit).
4. Enfiler les cubes de melon sur 8 petites brochettes.

BISCUIT BANANOCHOCOLAT

Calories : 265 / **Protéines :** 08.00 g / **Glucides :** 20.00 / **Lipides :** 17.00 g

INGRÉDIENTS

- 70g d'amandes moulues
- 1 gros œuf plein air entier
- 1 sachet de sucre vanillé
- 1 grosse banane de 250 g
- 4 carrés de chocolat noir à 80% minimum
- 1/2 cuillère à café de cacao amer

PRÉPARATION

1. Préchauffez le four Thermostat 6 (180°).
2. Dans un bol, mélanger la poudre d'amandes, le sucre vanillé, la poudre de cacao.
3. Écrasez la banane dans un bol, ajoutez l'œuf et mélangez bien. Ajouter ce mélange aux ingrédients secs et bien mélanger.
4. Concassez les carrés de chocolat puis ajoutez-les à la pâte.
5. Versez dans 8 moules en silicone ou formez 8 cercles sur une feuille de papier sulfurisé et enfournez pour 10 minutes.
6. Laisser refroidir un peu avant de consommer.

CRÈME SAINT-HONORÉ À LA MANGUE

Calories : / **Protéines :** 08.00 g / **Glucides :** 19.00 / **Lipides :** 03.00 g

INGRÉDIENTS

- 2 oeufs,
- 50 cl de lait écrémé,
- 2 cuillères à soupe de fécule de maïs,
- quelques gouttes d'extrait liquide de vanille,
- édulcorant de synthèse (l'équivalent de 50 g de sucre),
- 1 mangue

PRÉPARATION

1. Cassez et séparez les jaunes d'œufs, mettez-les dans un saladier. Conserver les blancs d'œufs dans un autre bol.
2. Dissoudre la fécule de maïs, les jaunes d'œufs et l'extrait de vanille dans un peu de lait froid. Faire chauffer le reste du lait.
3. Verser le lait chaud dans le mélange d'œufs et de semoule de maïs dans un bol.
4. Remettez le tout dans une casserole et portez à ébullition, poursuivez la cuisson jusqu'à ce que la crème soit tiède, puis ajoutez l'édulcorant et les morceaux de mangue.
5. Battre les blancs d'œufs en neige ferme et les incorporer délicatement à la crème refroidie.
6. Répartir la crème dans quatre bols. Mettez-les au réfrigérateur pendant 2 heures puis servez.

GÂTEAU DE FÊTE AU CHOCOLAT

INGRÉDIENTS

- 125 g de chocolat pâtissier
- 125g de sucre en poudre
- 60g de beurre
- 3 cuillères à soupe de farine
- 3 oeufs

PRÉPARATION

1. Faire fondre le beurre et le chocolat au bain-marie.
2. Dans un bol, mélanger le sucre, les œufs et la farine.
3. Ajouter le beurre fondu et le chocolat à ce mélange.
4. Cuire 30 minutes à thermostat 7 (210 degrés).

MOUSSE AU CITRON

INGRÉDIENTS

- 3 citrons
- 250g de mascarpone
- 3 blancs d'œufs
- 60g de sucre en poudre
- 1 pincée de sel

PRÉPARATION

1. Battre les blancs d'œufs avec la pincée de sel. Dans un saladier, mélangez rapidement le mascarpone, le sucre et le jus des trois citrons.
2. Ajouter délicatement les oeufs battus en mélangeant avec une spatule en bois.
3. Couler la préparation dans des moules ou réserver dans le saladier. Réserver au réfrigérateur pendant au moins 3 heures.

TARTE AU FROMAGE BLANC

Calories : 261 / **Protéines :** 18.00 g / **Glucides :** 27.00 / **Lipides :** 09.00 g

INGRÉDIENTS

- 500g de fromage blanc
- 4 œufs
- 40 g de sucre fin
- 60 g de farine type 55
- Quelques gouttes d'arôme citron
- 1 pincée de cannelle en poudre

PRÉPARATION

1. Casser les œufs en séparant les blancs des jaunes. Battez les jaunes avec le sucre en poudre fin jusqu'à ce qu'ils blanchissent.
2. Mélanger l'arôme et la cannelle dans le fromage blanc, puis ajouter le mélange aux jaunes avec la farine
3. Battre les blancs d'œufs et incorporer délicatement.
4. Versez la pâte obtenue dans un moule amovible tapissé de papier sulfurisé et enfournez à 160°C pendant une heure.
5. Laisser refroidir avant de servir très frais.

MUFFINS AUX MÛRES

Calories : 292 / **Protéines :** 06.00 g / **Glucides :** 40.00 / **Lipides :** 12.00 g

INGRÉDIENTS

- 400 g de mûres
- 120 g de farine
- ½ sachet de levure chimique
- 1 œuf
- 40 g de sucre
- 40 g d'huile
- ½ gousse de vanille
- 80 ml de lait demi-écrémé

PRÉPARATION

1. Dans un bol, battre l'œuf avec le sucre, ajouter l'huile.
2. Dans un autre bol, mélanger la farine et la levure chimique. Ajouter le mélange de farine et de levure au mélange liquide.
3. Ajouter le lait en alternant avec la farine jusqu'à formation d'une masse homogène.
4. Couper la gousse de vanille en deux dans le sens de la longueur, retirer les graines avec un couteau de cuisine et les incorporer à la pâte.
5. Ajouter les fruits. Verser la pâte dans des moules à muffins doublés ou en silicone, en les remplissant aux ¾.
6. Cuire à température moyenne à 180°C pendant 20 à 30 minutes.
7. Sortir chaud, servir tiède ou froid.

CRÈME CHOCOLAT-ORANGE

Calories : 143 / **Protéines :** 06.50 g / **Glucides** : 18.00 / **Lipides** : 04.00 g

INGRÉDIENTS

- 500 ml de lait demi-écrémé
- 50 g de cacao en poudre non sucré
- 25g de fécule de maïs
- 2 sachets de sucre vanillé
- 1 orange (jus et zeste)

PRÉPARATION

1. Mélanger le cacao, la fécule, les sachets de sucre vanillé dans un saladier. Si nécessaire, tamisez les ingrédients pour éviter la formation de grumeaux.
2. Ajouter petit à petit le lait froid et le jus d'orange en mélangeant au fouet. Transvaser le mélange dans une casserole et faire chauffer. Porter à ébullition en fouettant constamment.
3. Une fois à ébullition, retirer du feu. Répartir la pâte à tartiner au chocolat dans 6 ramequins puis laisser refroidir à température ambiante avant de réfrigérer au moins 2 heures.
4. Avant de servir, râper le zeste d'orange sur les pots de crème.

GRATIN POMME-COING AUX NOIX

Calories : 115 / **Protéines :** 02.00 g / **Glucides :** 18.00 / **Lipides :** 04.00 g

INGRÉDIENTS

- 3 petites pommes
- 1 coing
- 8 noix
- 1 sachet de sucre vanillé
- cannelle
- 1 biscuit de blé entier

PRÉPARATION

1. Pelez les pommes et le coing. Retirez les graines puis coupez-les en morceaux.
2. Mettez les morceaux de coing dans une casserole avec un peu d'eau et faites chauffer à feu moyen, à couvert, puis au bout de 15 minutes ajoutez les morceaux de pomme. Poursuivre la cuisson, en remuant de temps en temps, jusqu'à ce que les fruits soient tendres.
3. Pendant ce temps, mélanger les cerneaux de noix avec le gâteau jusqu'à ce qu'il forme une poudre.
4. Préchauffer le four à TH6 (180°C). Une fois les fruits cuits, ajoutez la cannelle aux fruits puis placez-les dans un plat à gratin (ou plusieurs petits ramequins). Émietter sur la poudre de noix et les biscuits. Cuire 10 minutes à 180°C.

TIRAMISU AUX FRAISES

Calories : 193 / **Protéines :** 07.50 g / **Glucides :** 28.00 / **Lipides :** 03.80 g

INGRÉDIENTS

- 200g de fraises
- 1 cuillère à café d'eau de fleur d'oranger (ou eau de rose)
- 8 pains d'épices ou pains d'épices
- 10g de sucre de canne
- 2 sachets de sucre vanillé
- 150g de ricotta
- 2 yaourts nature (125g*2)

PRÉPARATION

1. Lavez les fraises, épluchez-les, coupez-les en morceaux et réservez-les. Dans un plat assez profond, mélanger 100 ml d'eau, l'eau de fleur d'oranger et le sucre de canne.
2. Trempez rapidement 4 biscuits dans ce sirop, puis placez-les dans une casserole (cassez-les en deux pour couvrir le fond).
3. Dans un bol, bien mélanger le yogourt, la ricotta et le sucre vanillé. Répartir la moitié de ce mélange dans les moules et garnir de quelques fraises.
4. Répétez les opérations : trempez les 4 derniers biscuits dans le sirop, placez-les dans les moules, recouvrez de ricotta-yaourt puis de fraises.
5. Placez les moules au réfrigérateur pendant 2 heures et dégustez.
6. Vous pouvez décorer vos moules avec de la cannelle, des feuilles de menthe ou du basilic frais.

AUMÔNIÈRE SUZETTE

Calories : 163 / **Protéines :** 03.70 g / **Glucides** : 18.00 / **Lipides** : 08.50 g

INGRÉDIENTS

- 70g de farine
- 200 ml de lait demi-écrémé
- 1 œuf frais supplémentaire
- 1 pincée de sel
- Arôme de fleur d'oranger ou de rhum (1CS)
- 50g de beurre mou
- 2 oranges
- 30g de sucre
- 1 sachet de sucre vanillé
- 1 bouchon de curaçao
- 2 clémentines

PRÉPARATION

1. Verser la farine tamisée dans un bol.
2. Ajouter l'œuf entier et mélanger.
3. Ajouter le lait petit à petit en fouettant.
4. Laisser reposer au moins 1 heure au réfrigérateur.
5. Graisser un essuie-tout, "nettoyer" une crêpière avec, et une fois qu'elle est bien chaude, verser la pâte à crêpe en faisant tourner la crêpière.
6. Cuire 1 minute, puis retourner et faire dorer.
7. Dans un bol, mélanger les sucres, le beurre, le curaçao, le zeste d'orange et le jus d'orange.
8. Pelez la deuxième orange et les clémentines. Couper les quartiers en deux.
9. Dans une casserole, faire fondre doucement le mélange beurre et sucre jusqu'à l'obtention d'un caramel léger. Ajouter les quartiers d'agrumes, cuire 10 minutes.
10. Préchauffer le four à 160°C. Déposer un peu du mélange d'agrumes caramélisés au centre de chaque pancake, puis rapprocher les bords pour former une poche.
11. Placer les pancakes dans un plat allant au four et faire chauffer 5 minutes.

MOUSSE DE LITCHI ET COULIS DE FRUITS ROUGES

Calories : 218 / **Protéines :** 01.50 g / **Glucides :** 29.60 / **Lipides :** 10.30 g

INGRÉDIENTS

- 2 boîtes de litchis au sirop (poids net 565g, poids net égoutté 265g)
- 40g de sucre glace
- 5 feuilles de gélatine
- le jus d'un citron pressé
- 20 cl de crème liquide à 30% bien froide
- 1 sachet de baies congelées
- 1 sachet de sucre vanillé

PRÉPARATION

1. Faire tremper les feuilles de gélatine dans de l'eau froide et placer un récipient au congélateur.
2. Égouttez les litchis et mixez-les avec le sucre glace jusqu'à consistance lisse, sans morceaux (si nécessaire, passez le mélange au tamis fin ou chinois).
3. Ajouter la gélatine au jus de citron préalablement chauffé, puis une fois la gélatine mélangée, l'ajouter à la préparation aux litchis.
4. Sortez le bol du congélateur et versez-y la crème bien froide, battez au batteur électrique jusqu'à l'obtention d'une chantilly.
5. L'incorporer délicatement au mélange litchi-citron, puis verser dans 6 ramequins. Laisser « prendre » au réfrigérateur pendant au moins 3 heures.
6. Pendant ce temps, faites chauffer les baies dans une casserole avec le sachet de sucre vanillé. Réduire puis mixer pour obtenir un coulis, laisser refroidir.
7. Au moment de servir, desserrez les côtés du moule avec une lame de couteau humidifiée, puis placez une assiette dessus et retournez-la. Procédez ainsi dans tous les moules puis entourez la mousse de litchi avec le coulis de fruits rouges.

CLAFOUTIS AUX CERISES

Calories : 268 / **Protéines :** 11.00 g / **Glucides** : 42.50 / **Lipides** : 06.00 g

INGRÉDIENTS

- 250g de cerises
- 4 œufs
- 100g de farine
- 50g de sucre
- 250 ml de lait demi-écrémé
- 1 sachet de sucre vanillé
- 1 cuillère à café de beurre (pour graisser le moule)

PRÉPARATION

1. Préchauffer le four à 200°C. Lavez et dénoyautez les cerises.
2. Dans un bol, casser les œufs et ajouter le sucre et le sucre vanillé.
3. Battre au batteur électrique jusqu'à ce que le mélange blanchisse.
4. Ajouter progressivement la farine et le lait et mélanger jusqu'à obtenir une pâte lisse.
5. Beurrer un moule à cake et déposer les cerises au fond. Versez la pâte dessus et enfournez à 200°C pendant 30 à 40 minutes.
6. Lorsque les clafoutis sont cuits, laisser refroidir dans la poêle. Filmez le moule et laissez refroidir.

MOUSSE À LA FRAISE

Calories : 61 / **Protéines :** 20.00 g / **Glucides :** 08.00 / **Lipides :** 01.00 g

INGRÉDIENTS

- 500g de fraises
- 2 petits pains suisses nature à 3 % de matières grasses
- 3 blancs d'œufs

PRÉPARATION

1. Laver et mélanger les fraises avec le fromage suisse.
2. Séparez les blancs des jaunes. Réservez les jaunes pour un autre usage.
3. Bats les blancs d'oeufs en neige.
4. Incorporer délicatement les blancs d'œufs à la purée de fraises.
5. Répartissez la mousse dans des moules ou des verrines.
6. Placer au réfrigérateur au moins 2 heures avant de servir.

CRÈME VANILLE AUX FRAISES

Calories : 183 / **Protéines :** 10.00 g / **Glucides** : 20.00 / **Lipides** : 07.00 g

INGRÉDIENTS

PRÉPARATION

- 4 œufs
- ½ litre de lait
- 50g de sucre
- 1 sachet de sucre vanillé
- 100g de fraises

1. Préchauffer le four à 180°C.
2. Cassez les œufs dans un bol et battez-les au fouet jusqu'à ce qu'ils soient mousseux.
3. Faire chauffer le lait avec le sucre et le sucre vanillé.
4. Ajouter petit à petit le lait aux œufs tout en battant. Verser le mélange dans des moules individuels.
5. Faire d'abord cuire au bain-marie pendant 45 minutes à 180°C. Surveillez la cuisson car le mélange ne doit pas bouillir.
6. Décorer de tranches de fraises fraîches. Laisser complètement refroidir avant de réfrigérer pendant au moins 1 heure.
7. Servir froid.

ILE FLOTTANTE AU CHOCOLAT

Calories : 272 / **Protéines :** 11.00 g / **Glucides :** 29.00 / **Lipides :** 12.50 g

INGRÉDIENTS

- ½ litre de lait
- 60g de chocolat noir
- 30g de sucre en poudre
- 4 jaunes d'œufs
- 1 sachet de sucre vanillé
- 1 cuillère à soupe de cacao amer
- 4 blancs d'œufs
- 30g de sucre en poudre

PRÉPARATION

1. Faites-y chauffer le lait et faites fondre le chocolat cassé en morceaux.
2. Dans un bol, battre les jaunes avec le sucre et le sucre vanillé jusqu'à ce que le mélange blanchisse.
3. Verser le lait chaud dans lequel le chocolat a fondu en remuant constamment. Remettre dans la casserole et laisser épaissir à feu doux en remuant constamment pendant 15 minutes.
4. Verser dans un grand bol. Couvrir et laisser refroidir.
5. Faire bouillir de l'eau dans une grande casserole.
6. Battez les blancs d'œufs en neige ferme, en ajoutant le sucre vers la fin.
7. Former des quenelles avec les blancs d'œufs avec 2 cuillères à soupe et les plonger dans de l'eau bouillante. Après 3-4 minutes, retournez-les délicatement sur l'autre face. Les égoutter au fur et à mesure à l'aide d'une écumoire et les déposer sur du papier absorbant.
8. Servir des tasses ou des assiettes de flan au chocolat froid et ajouter les blancs d'œufs cuits sur le dessus. Saupoudrer de cacao amer.

GÂTEAU CHOCO BLACK AND WHITE

Calories : 368 / **Protéines** : 11.00 g / **Glucides** : 36.00 / **Lipides** : 22.00 g

INGRÉDIENTS

- 6 œufs dont 2 blancs pour la mousse
- 120g de farine
- 50g de sucre en poudre
- 200g de chocolat noir à au moins 64% de cacao
- 100g de chocolat blanc
- Une brique de 20cl de crème épaisse allégée à 15%
- 100g de beurre
- 1 cuillère à café de jus de citron
- 1 sachet de sucre vanillé
- 1 sachet de levure chimique
- 2 cuillères à soupe de cacao en poudre.

PRÉPARATION

1. Préchauffer le four à 180°C.
2. Séparez les blancs des jaunes (2 œufs).
3. Dans un bol, battre les 4 œufs et les 2 jaunes avec le sucre et le sucre vanillé.
4. Faire fondre le chocolat noir avec le beurre au bain-marie bouillant. Verser sur le mélange en fouettant constamment.
5. Ajouter la farine et la levure. Battre à nouveau.
6. Verser dans 1 moule à cake. Cuire 30 minutes à 180°C.
7. Pendant ce temps, préparez la mousse au chocolat blanc. Faire fondre le chocolat blanc avec la crème fraîche au bain-marie.
8. Battre les 2 blancs d'œufs restants et incorporer au mélange chocolat/crème fondue refroidi. Réserver au frais, recouvert de film étirable, environ 1 heure.
9. Lorsque le gâteau est complètement refroidi, coupez-le en 2 disques. Décorer d'une couche de mousse au chocolat blanc et recouvrir du second disque.
10. Saupoudrer le dessus de cacao en poudre.

GALETTE DES ROIS À LA FRANGIPANE

Calories : 463 / **Protéines :** 08.00 g / **Glucides** : 38.00 / **Lipides** : 31.00 g

INGRÉDIENTS

- 2 pâtes feuilletées
- 3 oeufs
- 100g d'amandes moulues
- 100g de sucre
- 20g de farine
- 70g de beurre mou
- 1 cuillère à soupe de rhum (ou kirsch)
- 1 cuillère à soupe de lait
- 1 fève

PRÉPARATION

1. Préparez la frangipane : dans un saladier, battez les oeufs avec le sucre, puis ajoutez la poudre d'amandes, et enfin le beurre fondu
2. Ajouter la farine et l'alcool choisi
3. Préchauffer le four thermostat 7 (210°C)
4. Dérouler la pâte feuilletée sur une plaque recouverte de papier sulfurisé, étaler la frangipane et déposer la fève
5. Couvrir la galette avec la deuxième pâte. Souder les bords avec un peu d'eau.
6. Badigeonnez le dessus de la galette avec un peu de lait, à l'aide d'un pinceau à pâtisserie.
7. Pour décorer, faites de petites rayures dans la pâte avec un couteau bien aiguisé.
8. Enfourner 25 à 30 minutes thermostat 7 (210°C), jusqu'à mi-cuisson.

COURONNE DES ROIS

Calories : 334 / **Protéines :** 06.00 g / **Glucides :** 55.00 / **Lipides :** 10.00 g

INGRÉDIENTS

- 1 sachet de levure boulangère traditionnelle
- 2 cuillères à soupe d'eau tiède
- 300 g de farine
- 75g de sucre
- 75g de beurre
- 2 oeufs + 1 jaune à dorer
- 150g de fruits confits
- le zeste d'un citron
- 1 cuillère à soupe de fleur d'oranger
- 1 haricot

PRÉPARATION

1. Dans un bol, verser la levure boulangère traditionnelle dans l'eau tiède et laisser reposer 15 minutes.
2. Couper le beurre en petits morceaux et laisser à température ambiante
3. Dans un saladier mélanger la farine avec la levure
4. Ajouter le sucre, puis le beurre et émietter la pâte du bout des doigts.
5. Ajouter les œufs, la fleur d'oranger et le mélange de levure.
6. Mélanger la pâte avec une spatule, puis pétrir jusqu'à ce qu'elle se détache de vos doigts.
7. Incorporer les fruits confits et le zeste de citron tout en continuant à travailler la pâte. Façonner une couronne et déposer sur une plaque recouverte de papier sulfurisé.
8. Laisser lever 3 heures dans un endroit sans courant d'air et moyennement chaud (24 à 27°C).
9. Dorer avec le jaune d'œuf dilué dans un peu d'eau, glisser la fève à l'intérieur de la couronne et cuire 20 à 25 minutes à thermostat 6 (180°C).

CRÊPES AUX FRUITS D'HIVER

Calories : 212 / **Protéines :** 08.00 g / **Glucides :** 36.00 / **Lipides :** 04.00 g

INGRÉDIENTS

- 100 g de farine de blé
- 2 oeufs
- 250 lait
- 2 cuillères à soupe de crème fraîche 15%
- 1 cuillère à soupe de rhum ou d'eau de fleur d'oranger
- 1 pomme
- 2 clémentines
- 2 kiwis
- 1 sachet de sucre vanillé

PRÉPARATION

1. Verser la farine dans un bol. Ajouter les œufs et 2 cuillères à soupe de crème fraîche 15%.
2. Mélanger avec quelques bâtonnets en incorporant le lait petit à petit jusqu'à obtention d'une pâte homogène.
3. Ajouter ensuite un arôme (rhum ou fleur d'oranger). Bien mélanger et laisser reposer environ 30 minutes.
4. Pendant ce temps, laver et peler grossièrement les fruits.
5. Faire bouillir ½ verre d'eau avec un sachet de sucre vanillé.
6. Ajouter les fruits et cuire environ 15 minutes jusqu'à ce que le jus se soit évaporé.
7. Faites les crêpes. Garnir chaque pancake de fruits cuits.
8. Pliez chaque crêpe en quatre ou roulez-la et servez immédiatement.

POIRES POCHÉES AUX ÉPICES

Calories : 170 / **Protéines :** 03.00 g / **Glucides** : 28.00 / **Lipides** : 05.00 g

INGRÉDIENTS

- 6 poires bien fermes de 150 g chacune
- 2 cuillères à soupe de jus de citron
- 200 ml de jus de raisin non sucré
- 200 ml d'eau
- 1 bâton de cannelle
- 1 ou 2 anis étoilé (badiane)
- 2 yaourts nature
- 1/2 cuillère à café de cannelle moulue
- 1 gousse de vanille
- 12 cerneaux de noix

PRÉPARATION

1. Peler les poires en gardant le pédoncule. Pour éviter que les poires ne brunissent (et ne noircissent), placez-les rapidement dans un bol d'eau froide citronnée.

2. Dans une petite casserole (pouvant contenir les poires debout), faire chauffer à feu doux l'eau et le jus de raisin avec le bâton de cannelle, la badiane et la gousse de vanille râpée. Mettre les poires dans la casserole et porter le liquide à ébullition.

3. Réduire le feu, couvrir et laisser mijoter environ 40 minutes, jusqu'à ce que les poires soient tendres. Retirer du feu, laisser refroidir les poires dans la poêle, puis transférer dans une assiette, couvrir et placer au réfrigérateur pendant au moins 6 heures (la nuit est préférable). S'il reste du sirop épicé, mettez-le de côté.

4. Au moment de servir, déposer une poire dans chaque assiette, ajouter du yaourt à côté, garnir de noix concassées et de cannelle.

CRÊPES AUX POMMES EN TARTE

Calories : 160 / **Protéines :** 06.00 g / **Glucides :** 25.00 / **Lipides :** 04.00 g

INGRÉDIENTS

- 70 g de farine T55 (ou pour plus d'originalité moitié farine de châtaigne, moitié farine de blé)
- 200 ml de lait demi-écrémé (ou 20 g de lait en poudre + 200 ml d'eau)
- 1 œuf
- Option : arôme fleur d'oranger ou vanille

PRÉPARATION

1. Préchauffer le four à 180°C.
2. Dans un moule à gâteau pour 6 personnes, placez les crêpes en les chevauchant de manière à ce que le moule soit couvert et que les crêpes se lèvent légèrement sur les bords. Mettre le plat au four pendant qu'il préchauffe (pas plus de 15 minutes).
3. Pelez les pommes, coupez-les et faites-les cuire dans une casserole, à découvert, pendant 10 minutes.
4. Pendant ce temps, mélanger les œufs battus, le lait, la crème et la cannelle dans un bol.
5. Répartir les pommes sur les pancakes, verser la préparation avec les œufs.
6. Cuire le plat pendant 25 minutes à 180°C. Laisser refroidir avant de déguster.

FINANCIER SUR FOND CROUSTILLANT

Calories : / **Protéines :** g / **Glucides** : 15.00 / **Lipides** : 10.00 g

INGRÉDIENTS

- 120 g de fruits gras (pistaches, amandes, noix)
- 30g de crème fraîche
- 30g de miel
- 80g d'amandes moulues
- 50g de sucre
- 50g de beurre
- 15g de farine
- 2 blancs d'œufs

PRÉPARATION

1. Porter à ébullition la crème et le miel.
2. Couper les fruits gras en gros morceaux avec un couteau. Ajoutez-les au mélange. Porter à nouveau à ébullition puis éteindre le feu.
3. Dans un moule financier ou dans un grand moule à cake (chemisé de papier sulfurisé), versez la préparation de la base croustillante et étalez à la cuillère. Cuire 5 minutes sur thermostat 5/6.
4. Mélanger la farine, la poudre d'amandes et le sucre.
5. Ajouter le beurre légèrement fondu puis les blancs d'œufs sans battre. Bien mélanger.
6. Déposer la préparation de tendreté sur les fruits caramélisés. Cuire à nouveau au four environ 20 minutes à thermostat 6 (180°C). Laisser refroidir avant de démouler.

BÛCHE DE NOËL

Calories : / **Protéines :** g / **Glucides** : 35.00 / **Lipides** : g

INGRÉDIENTS

- 2 oeufs entiers
- 50g de sucre
- 50g de farine

PRÉPARATION

1. Séparez les jaunes des blancs. Battre les jaunes d'œufs avec le sucre. Ajouter la farine tamisée.
2. Battre les blancs d'œufs en neige ferme et plier délicatement.
3. Étalez cette pâte dans un moule rectangulaire recouvert d'une plaque allant au four. Cuire 5 à 6 minutes dans un four à 180°C.
4. Surveillez la cuisson et mettez-la bien chaude sur une plaque allant au four. Rouler immédiatement le biscuit et laisser refroidir sur une grille.
5. Faire fondre le chocolat au bain-marie, ajouter la crème fraîche. Déroulez le biscuit et tartinez de crème de marrons.
6. Rouler à nouveau sans plaque à pâtisserie et couper les extrémités du gâteau pour égaliser les bords.
7. Couvrir avec la sauce au chocolat. Saupoudrer de noix de coco râpée et décorer avec des brochettes.

ABRICOTS GRILLÉS À LA CANNELLE

INGRÉDIENTS

- 12 abricots
- 25g de beurre non salé
- 4 cuillères à soupe de cassonade
- 2 cuillères à café de cannelle moulue

PRÉPARATION

1. Lavez, coupez en deux et dénoyautez les abricots. Placez-les dans un bol et saupoudrez uniformément de cassonade et de cannelle. Laisser reposer 15 minutes.
2. Placez six moitiés d'abricot dans du papier d'aluminium, déposez quelques gouttes de beurre et faites un papier d'aluminium hermétique en pliant le reste du papier d'aluminium. Attention : assurez-vous que le haut et le bas de la papillote soient bien plats pour pouvoir la retourner. Renouveler l'opération trois fois avec les demi-abricots restants.
3. Cuire 10 minutes sur le barbecue en prenant soin de retourner la feuille au bout de 5 minutes.

GELÉE FRUITÉE AUX AMANDES

Calories : 104 / **Protéines :** 2.00 g / **Glucides :** 15.00 / **Lipides :** 04.00 g

INGRÉDIENTS

- 3 pommes de 150 g chacune
- 100g de rhubarbe
- 2 g d'agar agar (1 sachet)
- 1 gousse de vanille
- 30 g d'amandes effilées

PRÉPARATION

1. Laver les fruits, peler la pomme et retirer le trognon. Couper les pommes et la rhubarbe en morceaux (petit pour la rhubarbe). Dans une casserole mettre les morceaux de pomme et de rhubarbe avec un peu d'eau et la gousse de vanille préalablement grattée. Laisser mijoter, couvert, pendant environ 30 minutes, jusqu'à ce que les fruits soient bien cuits.
2. Dans une poêle, dorer les amandes "sèches" (sans ajouter de matière grasse). Dissoudre l'agar agar dans 2 cuillères à soupe d'eau froide.
3. Mixez la compote. Remettre dans la casserole et ajouter l'agar agar. Faire bouillir 2 minutes en remuant, puis retirer la casserole du feu.
4. Ajouter les amandes effilées au mélange pomme rhubarbe, remuez.
5. Transférer la compote dans des coupelles ou des ramequins, laisser refroidir et réfrigérer au moins 12 heures.

DESSERT GLACÉ MINUTE AUX FRUITS ROUGES

Calories : 111 / **Protéines :** 03.00 g / **Glucides** : 18.00 / **Lipides** : 03.00 g

INGRÉDIENTS

- 1 sachet de baies surgelées (400 g) ou 400 g de baies fraîches
- 1 pot de yaourt grec (140 g)
- 30g de sucre glace
- 1 blanc d'œuf
- 1 gousse de vanille

PRÉPARATION

1. Mélangez le yaourt grec avec les grains de la gousse de vanille.
2. Répartissez les trois quarts du yaourt à la vanille dans les compartiments d'un seau à glace, sans le remplir complètement. Si le fruit est frais, lavez-le et congelez-le.
3. Une fois les « glaçons » de yaourt et fruits surgelés, mettez dans le blender et dans l'ordre : le yaourt vanille non glacé, les fruits rouges, le sucre, les cubes de yaourt et le blanc d'œuf. Mixez jusqu'à obtenir la consistance d'un sorbet.
4. Répartissez dans 4 ramequins, placez au congélateur pendant 5 minutes et servez aussitôt.

GÂTEAU BASQUE REVISITÉ

Calories : 268 / **Protéines :** 07.00 g / **Glucides** : 38.00 / **Lipides** : 10.00 g

INGRÉDIENTS

- 150g de farine T55
- 100g de fécule de maïs
- 120g de sucre de canne
- 100 g de margarine oméga-3 faible en gras
- 3 oeufs
- 25cl de lait d'amande
- 2 gousses de vanille
- 2cl de rhum

PRÉPARATION

1. Préparez votre pâte en mélangeant 100 g de farine, 100 g de fécule de maïs, 50 g de sucre, 100 g de margarine et 1 œuf. Pétrir la pâte à la main jusqu'à obtenir un mélange lisse et élastique. Réserver la pâte au réfrigérateur pendant au moins 20 minutes.
2. Préchauffez votre four Thermostat 7 (210°C). Préparez la crème en faisant mijoter le lait avec les deux gousses de vanille fendues et "granulées". Dans un saladier, battez 2 œufs, ajoutez 70 g de sucre et faites blanchir. Ajouter 50 g de farine et le rhum.
3. Retirer les gousses de vanille du lait et le verser sur le mélange œufs, farine, sucre et rhum. Remuer et remettre à frémissement pendant seulement 2 minutes en remuant avec une cuillère en bois.
4. Diviser la pâte en deux et faire deux grands cercles. Déposez la première dans un moule recouvert de papier sulfurisé puis versez-y la crème pâtissière. Poser le deuxième cercle dessus et badigeonner d'un peu de lait d'amande. Cuire au four pendant 40 minutes.

CRÊPES AUX FRUITS EXOTIQUES

Calories : 229 / **Protéines :** 10.00 g / **Glucides :** 36.00 / **Lipides :** 10.00 g

INGRÉDIENTS

- 100 g de farine de blé
- 100g de fécule de maïs
- 4 œufs
- 500 ml de lait demi-écrémé
- 1 cuillère à soupe de rhum ou d'eau de fleur d'oranger
- 1 mangue
- 2 kiwis
- 1 sachet de sucre vanillé
- 1 petit sac de noix de coco râpée

PRÉPARATION

1. Versez la farine et la fécule de maïs dans un bol, puis ajoutez les œufs.
2. Mélanger avec quelques bâtonnets en incorporant le lait petit à petit jusqu'à obtention d'une pâte homogène.
3. Ajouter ensuite un arôme (rhum ou fleur d'oranger). Bien mélanger et laisser reposer environ 30 minutes.
4. Pendant ce temps, lavez, épluchez et coupez les fruits en petits cubes.
5. Mélangez-les dans un bol avec le sucre vanillé.
6. Faites les crêpes. Décorez chaque pancake avec des fruits. Le jus extrait peut être bu comme boisson.
7. Pliez chaque crêpe en quatre ou roulez-la.
8. Saupoudrez de noix de coco râpée et servez immédiatement.

CRÈME MANGUE BANANE VANILLÉE

Calories : 90 / **Protéines :** 02.80 g / **Glucides :** 18.00 / **Lipides :** 00.70 g

INGRÉDIENTS

- 1 boîte de mangue au sirop léger
- 1 bonne banane
- 1 gousse de vanille
- 2 feuilles de gélatine
- 100 ml de jus d'amande

PRÉPARATION

1. La veille : Égouttez et rincez les morceaux de mangue. Mélangez-les avec la banane jusqu'à consistance lisse.
2. Faites ramollir la gélatine dans de l'eau froide. Faire chauffer le jus d'amande avec la gousse de vanille coupée et grattée. Retirer du feu puis ajouter la gélatine.
3. Mélanger et ajouter aux fruits mélangés.
4. Répartir dans quatre verres et réfrigérer toute la nuit.

POMMES CANNELLE ET CITRON

Calories : 80 / **Protéines :** g / **Glucides :** 20.00 / **Lipides :** g

INGRÉDIENTS

- 4 pommes
- le jus de ½ citron et son zeste
- ½ cuillère à café de café à la cannelle
- 1. cuillère à café de raisins secs
- 1 verre d'eau
- sucre en poudre ou édulcorant

PRÉPARATION

1. Pelez les pommes et coupez-les en petits morceaux.
2. Mettre dans une assiette, ajouter la cannelle, l'eau et le jus de citron.
3. Couvrir avec un couvercle en plastique et cuire 5 minutes à pleine puissance. Retirer du four.
4. Saupoudrer de raisins secs, de sucre ou d'édulcorant et de zeste de citron.
5. Mélanger.

MILLEFEUILLES AU CHOCOLAT

Calories : 220 / **Protéines :** 08.00 g / **Glucides** : 38.00 / **Lipides** : 04.00 g

INGRÉDIENTS

- 1 paquet de 10 feuilles de pâte feuilletée
- ½ litre de lait demi-écrémé
- 1 sachet de sucre vanillé
- 2 cuillères à soupe de cacao non sucré
- 60g de fécule de maïs
- 2 oeufs
- 50g de sucre en poudre
- 1 cuillère à soupe de sucre glace

PRÉPARATION

1. Préchauffer le four à 180°C.
2. Faire chauffer le lait dans une casserole avec le sucre vanillé et le cacao en poudre.
3. Battre les œufs avec le sucre glace dans un bol. Ajouter la fécule de maïs et mélanger. Verser le lait au chocolat sur le mélange en une seule fois. Remettez le tout dans la casserole.
4. Chauffer à feu doux et remuer jusqu'à ce que la crème épaississe. Verser dans un récipient, puis couvrir d'un film plastique et laisser refroidir.
5. Couper les feuilles de pâte en un rectangle de 10 x 5 cm. Faites-les cuire à 180°C pendant 5 minutes sur la plaque du four.
6. Procéder au montage en divisant les tôles en 6 parties.
7. Déposer une feuille de pâte sur une assiette. Faire une première couche de crème. Puis recommencez en terminant par une feuille de pâte feuilletée.
8. Saupoudrer le dessus de sucre glace à l'aide d'une passoire fine. Couvrir de film étirable et réfrigérer environ 2 heures.

GALETTE DES ROIS BRETONNE

Calories : 289 / **Protéines :** 16.00 g / **Glucides :** 38.00 / **Lipides :** 13.50 g

INGRÉDIENTS

- 250g de farine
- 125g de sucre
- 125 g de beurre demi-sel
- 1 œuf
- 1 demi-paquet de levure
- 1 sachet de sucre vanillé
- le fond d'un verre d'eau

PRÉPARATION

1. Pesez tous les ingrédients.
2. Faire ramollir le beurre.
3. Dans un saladier, mettez l'œuf et battez-le à la fourchette.
4. Ajouter le sucre et le sucre vanillé. Mélanger à la fourchette.
5. Ajouter le beurre ramolli, puis la farine et la levure chimique. Bien mélanger à la fourchette.
6. Répartir la préparation dans un moule à tarte de 22 cm de diamètre. Ajouter le haricot.
7. Dessinez des croix dessus avec une fourchette.
8. Étalez un mélange de jaune d'œuf et d'eau à l'aide d'un pinceau. Cuire 25 minutes à 180°C.

VERRINE DE FROMAGE BLANC AUX NECTARINES

Calories : 71 / **Protéines :** 02.00 g / **Glucides :** 09.00 / **Lipides :** 03.00 g

INGRÉDIENTS

- 3 nectarines
- 500 g de passoire à fromage de pays
- 2 cuillères à soupe de sucre glace
- 1 sachet de sucre vanillé
- quelques feuilles de menthe fraîche

PRÉPARATION

1. Lavez, épluchez les nectarines et coupez-les en petits cubes.
2. Égouttez le fromage blanc de sa passoire, retirez l'eau, puis mettez-le dans un saladier.
3. Ajouter le sucre glace et le sucre vanillé dans la passoire et mélanger.
4. Remplir les verres avec le mélange.
5. Ajouter une ou deux cuillères à soupe de nectarines au milieu de chaque tasse.
6. Garnir du mélange de passoire. Décorer avec des feuilles de menthe.

CLAFOUTIS AUX POIRES

Calories : 152 / **Protéines :** 07.00 g / **Glucides :** 22.00 / **Lipides :** 04.00 g

INGRÉDIENTS

- 2 poires (« conférence » ou « beurre hardy »)
- 4 œufs
- 250 ml de lait
- 10 g de beurre (pour graisser le moule)
- 40g de sucre
- 60g de farine
- Poudre de cannelle
- 1 sachet de sucre vanillé
- quelques amandes effilées

PRÉPARATION

1. Préchauffer le four à 210°C.
2. Lavez les poires, épluchez-les et retirez le cœur et les pépins. Coupez-les en quartiers puis en fines tranches.
3. Graissez un moule avec du beurre, farinez légèrement et disposez les tranches de poire sur le fond.
4. Dans un saladier battre les œufs, la farine, le sucre, la cannelle en poudre et le sucre vanillé. Ajouter le lait petit à petit.
5. Verser ensuite le mélange sur les poires.
6. Cuire 35 minutes à 210°C.
7. Décorez de quelques amandes effilées grillées et dégustez tiède ou froid.

CRÊPES NORMANDES

Calories : 300 / **Protéines** : 11.00 g / **Glucides** : 46.00 / **Lipides** : 08.00 g

INGRÉDIENTS

- 250 g de farine de blé
- ½ litre de lait
- 4 œufs
- 2 cuillères à soupe de crème fraîche
- 1 pincée de sel
- 1 sachet de sucre vanillé
- 1 cuillère à soupe de rhum ou d'eau de fleur d'oranger
- 2 pommes
- 30g de sucre
- 20 g de beurre ½ sel
- 1 pincée de cannelle
- 1 cuillère à soupe de rhum

PRÉPARATION

1. Verser la farine dans un bol. Ajouter le sucre vanillé et le sel, puis les œufs un à un et la crème fraîche.
2. Mélanger avec quelques bâtonnets en incorporant le lait petit à petit jusqu'à obtention d'une pâte homogène. Ajouter ensuite un arôme (rhum ou fleur d'oranger). Bien mélanger et laisser reposer environ 30 minutes.
3. Pendant ce temps, épluchez les pommes et coupez-les en quartiers.
4. Dans une casserole, faire fondre le beurre et ajouter les morceaux de pomme. Faites-les dorer de toutes parts.
5. Saupoudrer de sucre et de cannelle. Déglacer avec le rhum et cuire environ 10 minutes.
6. Faire les pancakes dans une poêle antiadhésive. Garnir chaque crêpe avec les pommes.
7. Pliez chaque crêpe en quatre ou roulez-la. Si nécessaire, flambez avec du rhum et servez immédiatement.

PARFAIT AUX CLÉMENTINES

Calories : 201 / **Protéines** : 01.00 g / **Glucides** : 38.00 / **Lipides** : 05.00 g

INGRÉDIENTS

- 10 clémentines ou 1 litre de jus de clémentine
- 1 citron
- 150 g) sucre
- 1 sachet de sucre vanillé
- 20cl de crème 15%
- 300 ml d'eau

PRÉPARATION

1. Dissoudre le sucre dans l'eau et porter à ébullition pendant 15 minutes.
2. Lavez et épluchez 2 clémentines en séparant la pulpe des membranes blanches. Pressez les autres clémentines avec le citron. Ajouter le sirop de sucre par-dessus. Remettez le tout dans la casserole.
3. Réduire. Faire tremper les tranches des 2 clémentines pendant 2 minutes, puis égoutter et réserver. Glacer au congélateur pendant 1 heure ou en sorbetière pendant 25 minutes.
4. Dès que la préparation commence à durcir, ajouter la crème fraîche légèrement montée. Battre à nouveau et glacer à nouveau au congélateur pendant 3 à 4 heures. Mettez des tasses ou des verres au réfrigérateur.
5. Remplir les verres et ajouter les segments de clémentine sur le dessus avant de servir.

MINI BROCHETTES DE FRUITS D'ÉTÉ

Calories : 86 / **Protéines :** 01.50 g / **Glucides :** 20.00 / **Lipides :** 00.00 g

INGRÉDIENTS

- 1 petit melon
- 4 kiwis
- 250g de fraises
- 2 bananes
- Jus de citron
- 12 brochettes en bois

PRÉPARATION

1. Retirez la peau et les pépins du melon. Découpez-le.
2. Pelez les kiwis et coupez-les en cubes épais.
3. Rincez les fraises sous l'eau courante, pelez-les et coupez-les en deux.
4. Disposez des couleurs alternées sur des brochettes coupées en deux.
5. Arroser de jus de citron et envelopper d'un film plastique.
6. Garder réfrigéré.

NUAGE À LA CLÉMENTINE

Calories : 98 / **Protéines :** 05.00 g / **Glucides** : 15.00 / **Lipides** : 02.00 g

INGRÉDIENTS

- 300 g de fromage cottage à 3% de matière grasse
- 6 clémentines de 60 g chacune
- 3 blancs d'œufs (gros œufs extra frais)
- 20g de sucre vanillé
- 10g de sucre glace

PRÉPARATION

1. Mélanger le fromage blanc et le sucre vanillé.
2. Battre les blancs d'œufs en neige ferme avec le sucre glace. Ajoutez-les très délicatement au fromage blanc.
3. Laver une clémentine, retirer le zeste.
4. Pelez ensuite toutes les clémentines, retirez le ziste (la membrane blanche qui entoure les quartiers).
5. Dans 6 bols, couper en quatre les clémentines et garnir de mousse au fromage à la crème. Saupoudrer de zeste de clémentine et réserver au frais jusqu'au moment de servir.

CARPACCIO MANGUE-PITAYA

Calories : 113 / **Protéines :** 01.00 g / **Glucides** : 25.00 / **Lipides** : 01.00 g

INGRÉDIENTS

- 1 mangue pas trop mûre de 800 g
- 1 fruit du dragon
- Un jus de citron
- 1/2 gousse de vanille
- 10 feuilles de menthe fraîche

PRÉPARATION

1. Mélanger le jus de citron avec les grains de la gousse de vanille grattée
2. Pelez la mangue et le pitaya, coupez-les en très fines lanières sur le fruit, travaillez autour du noyau pour la mangue. Déposer ces bandes sur une grande assiette.
3. À l'aide d'un pinceau à pâtisserie, badigeonner les fruits. Couvrir et laisser reposer au réfrigérateur pendant 1 heure.
4. Saupoudrez de menthe ciselée et servez immédiatement.

NEMS DE POIRES AUX ÉPICES

Calories : 230 / **Protéines :** 05.00 g / **Glucides :** 30.00 / **Lipides :** 10.00 g

INGRÉDIENTS

- 4 poires
- 6 feuilles de brick
- 2 cuillères à soupe d'huile de noix
- 1/2 cuillère à café d'épices à pain d'épice
- 1 cuillère à soupe de miel liquide
- 3 noix
- 300g de fromage blanc
- 1 gousse de vanille

PRÉPARATION

1. Pelez les poires. Coupez-les en morceaux égaux, pas trop petits. Mettre les morceaux dans une assiette, mélanger avec les épices, 1 cuillère à café de miel. Couvrir d'une pellicule plastique et cuire au micro-ondes pendant 5 minutes.
2. Mixer les poires avec les noix concassées.
3. Plier une feuille de pâte en deux en repliant les deux extrémités. Sur un bord, déposer la préparation aux poires et aux noix. Rouler ensuite comme un rouleau de printemps. Procédez ainsi avec les 6 briques.
4. Badigeonner les nems avec le mélange miel-huile de noix. Faire dorer au four 7 minutes à 180°C en observant la coloration.
5. Grattez la gousse de vanille et mélangez-y les graines avec la passoire. Servir les nems chauds avec la passoire à la vanille.

VERRINE ANANAS ET MANGUE

Calories : 80 / **Protéines :** g / **Glucides :** 20.00 / **Lipides :** g

INGRÉDIENTS

- jus d'ananas frais ou en conserve,
- 1 mangue bien mûre,
- 1 jus d'orange,
- quelques feuilles de menthe

PRÉPARATION

1. Lavez et épluchez la mangue. Découpez-le. Livre.
2. Pelez les ananas et retirez le centre un peu dur. Couper l'ananas en dés.
3. Dans un saladier, mélanger les dés d'ananas et de mangue. Verser le jus d'orange. Mélangez et réservez au frais.
4. Au moment de servir, répartissez la salade de fruits dans des coupes ou des verres. Garnir de feuilles de menthe entières ou hachées. Servir très frais.

CHARLOTTE AUX POIRES, NOIX ET CHOCOLAT

INGRÉDIENTS

- 250 g de biscuits doigts de dame,
- 200 g de chocolat noir à fondre
- 6 blancs d'œufs
- 100g de noix
- 460g de poires au sirop (1 grosse boîte égouttée)
- 1 tasse de café très léger
- sucre glace pour décorer

PRÉPARATION

1. Couvrir un moule à charlotte (ou une grande casserole) d'un film plastique.
2. Concassez les graines de noix dans un mortier et réservez.
3. Faire fondre le chocolat noir au bain-marie.
4. Verser le café dans une assiette creuse.
5. Tapisser le moule de biscuits préalablement imbibés de café en en réservant un peu pour le dessus.
6. Bats les blancs d'oeufs en neige. Ajouter le chocolat fondu et les noix concassées. Déposer une première couche de mousse au chocolat au fond du moule. Déposer dessus une couche de poires égouttées au sirop.
7. Répétez avec une couche de mousse, puis une autre couche de poires, jusqu'à ce que vous atteigniez la hauteur des biscuits. Terminer par une couche de mousse puis une dernière couche de biscuits.
8. Couvrir d'un film plastique et laisser reposer au réfrigérateur pendant 12 heures. Démouler et servir froid saupoudré de sucre glace.

COMPOTE POMME CANNELLE

INGRÉDIENTS

- 10 pommes Royal Gala bien mûres
- cannelle moulue
- édulcorant pour la cuisson
- 200 ml d'eau

PRÉPARATION

1. Pelez et lavez les pommes. Mettez-les dans une casserole avec le verre d'eau et la cannelle moulue (dosez selon votre convenance).
2. Pour une saveur sucrée plus prononcée, ajouter une petite quantité d'édulcorant de cuisine.
3. Couvrir et cuire à feu doux.
4. Remuer et écraser de temps en temps. Goût chaud ou froid.

Printed in France by Amazon
Brétigny-sur-Orge, FR

13839351R00078